DES

# ABCÈS DE LA RÉGION ANO-RECTALE

## ET DE LEUR TRAITEMENT

PAR

## P.-E. MELOCHE

Docteur en médecine de la Faculté de Paris,
Lauréat de l'Ecole de médecine de Nantes.

PARIS

IMPRIMERIE DE LA FACULTE DE MEDECINE

A. DAVY, Successeur de A. Parent

52, RUE MADAME, ET RUE CORNEILLE, 3

—

1887

DES

# ABCÈS DE LA RÉGION ANO-RECTALE

## ET DE LEUR TRAITEMENT

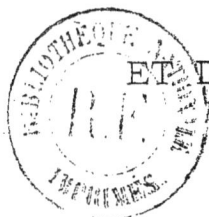

PAR

## P.-E. MELOCHE

Docteur en médecine de la Faculté de Paris,
Lauréat de l'Ecole de médecine de Nantes.

## PARIS

IMPRIMERIE DE LA FACULTE DE MEDECINE

A. DAVY, Successeur de A. Parent

52, RUE MADAME, ET RUE CORNEILLE, 3

—

1887

A MON PÈRE ET A MA MÈRE

Témoignage de mon affection et de ma reconnaissance.

A MES PARENTS

A MES AMIS

# ABCÈS DE LA RÉGION

## ANO-RECTALE

## ET DE LEUR TRAITEMENT

---

### INTRODUCTION

« Un abcès à l'anus, dit Chassaignac, offre ceci de
spécial que l'abcès a une tendance presque constante à
devenir fistuleux ». L'abcès et la fistule ont un tel rapport entre eux que les auteurs anciens jusqu'au xviiie
siècle n'établissent pas de distinction, et se contentent
de décrire les fistules. C'est à peine si A. Paré conseille
d'avoir garde de laisser « meurir et d'ouvrir la tumeur
encore verdelette. »

En effet, tout abcès à la marge de l'anus est, suivant
l'expression de M. P. Reclus, une fistule en puissance.
Il n'est donc pas étonnant qu'en présence d'un abcès à
la marge de l'anus, on ait songé depuis longtemps à opérer aussitôt comme si l'on était en présence d'une fis-

tule. « On va ainsi, dit M. Reclus, au devant du mal qui se prépare, et par une incision précoce du rectum, on supprime du même coup cette période énervante entre la collection purulente qui ne se tarit pas et la fistule qui s'organise. Le malade a donc gagné en repos et en santé le temps qui se serait écoulé entre l'ouverture simple de l'abcès et l'intervention chirurgicale nécessitée par l'existence de la fistule consécutive. »

Telle est la conduite que Faget aîné formulait dès 1743 dans un mémoire qu'il présentait à l'Académie de chirurgie sous le titre de « Remarqnes sur les abcès qui arrivent au fondement ». Il se peut qu'il ne soit pas le premier qui ait formulé cette opération. M. Horteloup, dans son intéressant rapport à la Société de Chirurgie (séance du 29 juin 1887), sur cette question nous cite un petit volume de 1702 de Saviard, ancien maître de chirurgie de l'Hôtel-Dieu et juré à Paris, qui recommande « pour guérir radicalement les abcès qui se forment aux environs de l'anus, de couper l'intestin, quoiqu'il ne soit pas percé ». J. L. Petit recommande aussi la même opération ; mais il mourut en 1750, et rien ne nous dit qu'il ait formulé cette opération avant le mémoire de Faget. Quoiqu'il en soit, c'est Faget qui le premier a appelé l'attention de l'Académie de chirurgie sur cette opération, et, à ce titre, il mérite qu'on conserve son nom à ce procédé qui est depuis connu sous « le nom de méthode de Faget ».

Cela est si vrai, que ce n'est qu'après le mémoire de Faget, qu'on voit se produire en public des opinions adverses, et le mémoire de Foubert qui recommande l'incision simple de l'abcès, suit de peu le mémoire de Faget.

L'influence de Foubert se fit sentir jusqu'à nos jours, comme le prouve l'intéressante thèse de M. Barrau de Muratel (1). Il faut arriver à Chassaignac pour voir renaître la méthode de Faget. Depuis, M. le professeur Verneuil la recommande chaudement, et M. le professeur Trélat qui, de longue date, est un de ceux qui l'ont le plus énergiquement préconisée, en fait l'objet de ses leçons à l'hôpital Necker et à la Charité. Notre maître M. Reclus, dans un savant mémoire paru dans les Archives générales de médecine (Décembre 1886), nous montre que, depuis plus de huit ans il a toujours eu recours à cette méthode, et ce, avec un succès constant.

On opposait à la méthode de Faget que c'était une opération dangereuse et souvent inutile. Or, tout danger a disparu avec les perfectionnements de l'arsenal chirurgical et les progrès de l'antisepsie. De ce côté, elle ne rencontre guère de contradicteurs.

Mais on prétend que souvent elle est inutile, et naguère encore M. Bazy envoyait à la Société de chirurgie deux observations d'abcès profonds où l'incision simple de Foubert dans le point le plus déclive et un drainage soigneux avaient abouti à une guérison complète en quelques jours.

La muqueuse rectale, en effet, était soulevée par du pus, et on se renvoyait très nettement la fluctuation du

(1) Barrau de Muratel. De l'incision des abcès de la région ano-rectale. Paris, 1886.

doigt intra-rectal à la main placée sur la peau. D'ailleurs après ouverture de l'abcès au point le plus déclive, une très grande quantité de pus fétide s'est écoulée, et le drain s'est enfoncé dans une cavité profonde ; or, dans ces deux cas, et malgré le décollement de la muqueuse, la guérison est survenue, guérison incontestable chez les deux malades ; l'un a été revu longtemps après par M. Bazy lui-même, et l'autre a envoyé sur son état local, des renseignements qui ne laissent subsister aucun doute. Si des observations semblables se répétaient, ajoute M. Bazy, n'aurait-on pas le devoir de proscrire l'opération de Faget, qui amène des délabrements tels que la cicatrisation est très lente ? Puis, on sectionne le sphincter ; ce qui n'est pas sans inconvénients, puisqu'une incontinence des matières fécales peut en être la conséquence.

C'est sur ces entrefaites qu'il nous a été donné de voir dans le service de la Clinique chirurgicale de l'Hôtel-Dieu, un cas fertile en enseignements. Un malade dont l'histoire constitue notre première observation entre à l'hôpital avec un abcès volumineux de la marge de l'anus. On trouve à droite une masse bombée, d'un rouge vineux et qui envahit à la fois la fesse en arrière, et le périnée en avant jusqu'à la racine des bourses. Elle mesure 12 centimètres dans le sens antéro-postérieur et 10 transversalement. La muqueuse rectale est fluctuante, saillante et douloureuse ; elle est soulevée par du pus qu'un doigt placé sur la bosselure extérieure refoule jusqu'au doigt introduit dans l'ampoule.

On pense aussitôt à un abcès de la fosse ischio-rectale,

n'est-ce pas là, en effet, les signes que donnent les auteurs pour le diagnostic de ces abcès : l'étendue de la
collection, la fluctuation sous-muqueuse et la transmission de cette fluctuation à la main placée sur la peau.
Ne nous dit-on pas que l'on voit bientôt apparaître une
vaste tumeur phlegmoneuse qui s'étend de l'anus jusqu'à l'ischion, et de la partie postérieure des bourses
jusqu'au coccyx ! Et quand M. Bazy veut nous prouve
nettement qu'il a affaire à une collection ischio-rectale,
que nous dit-il ? « On sent la paroi rectale fluctuante,
saillante et douloureuse, et on se renvoie nettement la
fluctuation du doigt rectal à la main placée sur la peau.»
C'est sur cette transmission de la fluctuation qu'il in-
siste dans les deux cas, transmission qu'il semble nous
donner d'accord avec les auteurs, comme signe pathognomonique d'abcès ischio-rectal. Nous étions donc en
droit de croire que nous avions affaire à un abcès de la
fosse ischio-rectale.

On incise largement, le stylet s'enfonce à une hauteur de plus de 6 centimètres, autre signe encore en fa-
veur de notre diagnostic, mais on introduit alors le doigt
dans la poche, et on reconnaît avec la plus grande netteté que le décollement laisse le sphincter en dehors ; la
fosse ischio-rectale est absolument respectée.

Cet abcès était intra-sphinctérien, sous-cutanéo-muqueux, et c'est la situation de l'abcès par rapport au
sphincter qui nous a permis de faire le diagnostic.

C'est pourquoi nous pensons que ce qui doit dominer
le diagnostic des abcès péri-anaux, c'est leur situation
par rapport au sphincter.

C'est justement là ce que les auteurs semblent avoir laissé jusqu'à ce jour dans l'ombre. Aussi proposerions-nous, avec notre maître, M. P. Reclus, de diviser les abcès de la marge de l'anus en abcès sous-sphinctériens ou sous-cutanés, extra-sphinctériens, ou de la fosse ischio rectale, et intra-sphinctériens ou sous-cutanéo-muqueux La description y gagnerait en simplicité et en clarté et nous aurions dans l'énoncé même de chaque variété d'abcès un élément précieux de diagnostic.

L'intérêt qui s'attache à cette classification des abcès péri-anaux, les avantages qu'on en retire pour la facilité et la précision du diagnostic, les indications thérapeutiques spéciales qui peuvent s'attacher à chaque variété, enfin la fréquence si différente de chacune d'elles, ont attiré notre attention. Nous avons pensé qu'une étude sur cette matière ne manquerait pas d'intérêt. Mais, pour avoir de nombreux faits à l'appui de ce que nous allions avancer, nous résolûmes d'attendre et d'observer. Depuis ce moment, plusieurs mois se sont écoulés. Nous avons pu réunir 44 *observations personnelles* d'abcès de la marge de l'anus, et avoir ainsi une idée de la fréquence relative des diverses variétés de ces abcès.

Nous commencerons donc par justifier la classification que nous proposons, puis, après avoir dit quelques mots des abcès sous-sphinctériens et extra-sphinctériens qui sont décrits partout, et de leur traitement, nous insisterons tout spécialement sur les abcès intra-sphinctériens. Ces abcès n'ayant pas été, à notre avis, et comme nous espérons le prouver dans un historique aussi complet que possible, décrits d'une façon assez précise, nous essaierons d'en donner une description complète, et pour cela nous emprunterons le plus possible à l'étude clinique de nos observations personnelles. Le diagnostic différentiel des abcès intra et extra-sphinctériens sera l'objet de toute notre attention, enfin nous donnerons, dans le cours de cette étude, les résultats de notre petite statistique.

Mais avant d'aller plus loin, qu'il nous soit permis, au début de ce travail, de témoigner ici toute notre reconnaissance à notre cher maitre, M. le professeur agrégé Paul Reclus. qui nous l'a inspiré, pour la bienveillance qu'il nous a toujours témoignée, et les bons conseils qu'il a bien voulu nous prodiguer pendant le cours de ce travail, enfin pour les bonnes leçons dont il nous a fait profiter.

Nous remercions bien vivement M. le professeur Fournier, de l'honneur qu'il nous a fait en acceptant la présidence de notre thèse.

# CLASSIFICATION DES ABCÈS DE LA RÉGION ANO-RECTALE

Les abcès de la région ano-rectale peuvent être divisés, suivant leur situation par rapport au sphincter, en trois catégories :

1° Les abcès *sous-sphinctériens*, abcès connus jusqu'ici sous le nom d'abcès tubéreux ou sous-dermiques, abcès sous-cutanés ; ils décollent simplement la peau, et leur fusée ne remonte pas au-dessus du sphincter, ils sont toujours situés entre le sphincter et la peau ; ils sont toujours au-dessous du sphincter.

2° Les abcès *extra-sphinctériens* qui naissent dans le tissu cellulaire qui sépare le rectum de la ceinture osseuse du bassin ; ils constituent les abcès de la fosse ischio-rectale, et se développent dans le tissu cellulo-graisseux qui sépare l'ischion d'une part, du rectum, de son sphincter et du releveur de l'anus, d'autre part. Ils sont séparés de la muqueuse de l'intestin par l'épaisseur du sphincter et du releveur de l'anus ; ils sont toujours extra-sphinctériens.

3° Les abcès *intra-sphinctériens* qui se développent sous la muqueuse et la peau marginale de l'anus, et décollent ces deux téguments sur une plus ou moins grande étendue. Ils sont situés en dedans du sphincter qui leur sert de limite en dehors. Ces abcès pourraient aussi

prendre le nom de sous-cutanéo-muqueux que leur donnait Chassaignac.Le nom de sous-tégumentaire leur
conviendrait aussi parfaitement, du nom que Gosselin
donnait aux fistules qui leur succèdent ; mais cette dernière dénomination prêterait à confusion, car Daniel-
Mollière et Chassaignac donnaient ce nom à tous les
abcès superficiels, aux sous-cutanés par exemple.

Cette classification nous semble avoir un avantage
primordial, c'est de nous donner une idée précise du
siège anatomique de chaque variété d'abcès. Nous sau-
rons ainsi en désignant l'abcès quelle est sa situation
certaine par rapport au sphincter, et nous aurons aussitôt à l'esprit un élément de diagnostic. Et en effet,
nous l'avons vu par l'exemple de notre malade, qu'est-
ce qui nous a permis de faire un diagnostic sur le siège
de notre abcès, et de dire : c'est un abcès sous-cutanéo-
muqueux, et non pas un abcès de la fosse ischio-rectale,
c'est son siège en dedans du sphincter. Aussi, si nous
avions dû désigner notre abcès par un des termes de notre
classification, nous n'aurions pas pu croire que notre abcès était dans la fosse ischio-rectale ; car nous aurions dû
répondre dans ce cas que notre abcès était extra-sphinctérien, et nous aurions été amenés à rechercher le rapport exact de cet abcès avec le sphincter, et par un examen attentif, nous aurions évité toute erreur de diagnostic. Car il faut bien le répéter, les rapports de l'abcès et du sphincter constituent l'élément primordial du
diagnostic, et non pas les dimensions de l'abcès, ni la
fluctuation transmissible du rectum au périnée. Nous
insisterons du reste sur cette question, quand nous trai-

terons du diagnostic différentiel des abcès intra et extra-sphinctériens.

Il faut ajouter que chacune de ces trois catégories d'abcès peut se diviser en deux variétés étiologiques bien distinctes : les uns sont d'origine *inflammatoire* nettement phlegmoneux ; les autres sont *tuberculeux,* et succèdent au ramollissement de plusieurs nodules bacillaires. Passons à l'étude de ces trois catégories, et voyons le traitement qui leur convient, ainsi qu'à leurs deux variétés.

# I. — ABCÈS SOUS-SPHINCTÉRIENS

Les abcès sous-sphinctériens ou sous-cutanés sont bien connus et n'ont aucune importance au point de vue du traitement. Nous n'insistèrons donc pas sur leur symptomatologie. Ils sont tout-à-fait superficiels, deviennent rapidement fluctuants, s'accompagnent des modifications habituelles de la peau, telles que rougeur et chaleur ; ils décollent simplement la peau et leur fusée ne remonte pas au-dessus du sphincter. Ils sont toujours sous-sphinctériens. Ils peuvent être tout simplement tubéreux et se développer dans l'appareil pilo-sébacé de la région et constituent alors le furoncle vulgaire, ou au contraire, être franchement phlegmoneux et décoller la peau sur une assez grande étendue, comme dans notre observation XLIII. Ces abcès sont le plus souvent nettement inflammatoires ; mais parfois, ils succèdent à un petit amas tuberculeux, et M. Reclus signale deux cas où la matière puriforme avait certainement pour origine le ramollissement d'un noyau caséeux. Nous avons observé deux cas de ce genre (observation XXXV et XXXVI). L'abcès s'était ouvert spontanément ; les bords de l'orifice étaient déchiquetés, décollés et d'une teinte blafarde ; on voyait au fond de la plaie des fongosités.

Les abcès sous-sphinctériens sont très communs ;

nous en avons trouvé 11 cas sur 44 d'abcès péri-anaux, soit 25 0/0 ; encore cette proportion doit-elle être bien au-dessous de la vérité, car le plus souvent les malades n'entrent pas à l'hôpital pour une si légère aff c-tion.

Quant au traitement de ces abcès, l'incision simple suffit ; s'il s'agit d'un abcès tuberculeux, la cautérisation des parois au thermo-cautère sera nécessaire pour détruire les masses fongueuses,

## II. — ABCÈS EXTRA-SPHINCTÉRIENS

Les abcès extra-sphinctériens constituent les abcès de la fosse ischio-rectale ou de ses diverticules. Les abcès de la fosse ischio-rectale étudiés par tous les auteurs sont trop connus pour que nous essayions d'en donner une description. Ils sont, croyons-nous, infiniment plus rares qu'on ne le pense, et de fait, sur 44 observations personnelles, nous n'avons trouvé que quatre cas d'abcès extra-sphinctérieus. Nous n'aurions donc qu'une moyenne de 9,09 0/0. Nous sommes persuadés, en effet, qu'il se produit un grand nombre d'erreurs de diagnostic à propos de ces abcès, et cela, parce qu'on leur attribue exclusivement des signes qui, non-seulement ne leur appartiennent pas en propre, comme la transmission de la fluctuation du rectum au périnée, mais qui, même à notre avis, et comme nous essaierons de le prouver au diagnostic différentiel des abcès intra-sphinctériens, se rencontrent très-rarement dans ces abcès, Car le signe caractéristique et absolument certain de ces abcès est leur situation en dehors du sphincter, et quand ce diagnostic de siège est fait, et seulement quand il est fait, on peut affirmer que l'on a affaire à un abcès de la fosse ischio-rectale.

Les abcès extra-sphinctériens doivent toujours être traités par la méthode de Faget, qu'ils soient phlegmo-

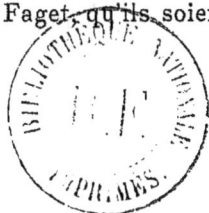

Méloche.

neux ou tuberculeux. « En effet, dit M. Reclus (1), la suppuration franche ou le ramollissement du foyer caséeux,
ont, l'un et l'autre, comme conséquence la destruction
des graisses de la région ; or, lorsquelles ont disparu, il
reste un espace vide, limité par des plans rigides, qui ne
peuvent se rapprocher : en dehors, la paroi ostéo-muscu-
lo-aponévrotique de l'ischion, du pubis et de l'obtura-
teur ; en dedans, le sphincter et le releveur de l'anus.
Nous ne voyons point par quel mécanisme ou par quel
artifice la nature pourrait cicatriser cet espace ; il fau-
drait, de la part des bourgeons charnus, une exubérance
et une plasticité qu'ils n'ont pas d'habitude. »

« En tout cas, nous ne connaissons pas une observation où le diagnostic ferme, solide, indiscutable de collection purulente de la fosse ischio-rectale ait été porté et
où la ponction simple, au point le plus déclive, ait amené
la guérison. Les deux faits de M. Bazy n'échappent pas à
ce reproche de diagnostic insuffisant. L'auteur nous dit
que l'abcès est considérable, qu'une énorme quantité de
pus s'écoule par l'incision, que le stylet remonte très
haut sous la muqueuse, et que par l'orifice créé au bistouri, on introduit un tube d'une très grande longueur.
Ces signes ne nous suffisent pas pour établir le diagnostic fort délicat d'abcès de la fosse ischio-rectale. »

En effet, le malade de notre observation I n'avait-il
pas un énorme abcès, envahisssant à la fois la fesse en
arrière et le périnée en avant et mesurant 12 centimètres
d'avant en arrière et 10 transversalement ? la muqueuse

(1) P. Reclus. Cliniques chirurgicales de l'Hôtel-Dieu, Paris, 1888.

n'était-elle pas décollée comme dans les observations de M. Bazy, enfin, n'avions-nous pas, comme dans les cas qu'il nous cite, une collection fluctuante, le doigt intra-rectal n'était-il pas soulevé par le pus que chassait sous la muqueuse le doigt extérieur placé sur la saillie du phlegmon? Rien ne nous faisait défaut pour établir notre diagnostic d'abcès de la fosse ischio-rectale, pas même la profondeur de l'abcès puisque notre stylet remontait à plus de 6 centimètres. Et cependant, quand nous introduisons le doigt dans la poche, nous reconnaissons nettement que le décollement laisse le sphincter en dehors; la fosse ischio-rectale est absolument respectée. Notre abcès était un abcès intra-sphinctérien.

Nous sommes donc en droit de soupçonner que les abcès de M. Bazy appartiennent au même groupe. « Il aurait dû, ajoute M. Reclus, pour nous convaincre, dire dans ses observations, que le stylet ou le doigt explorateur était en dehors du sphincter, que ce sphincter séparait le doigt ou le stylet intra-phlegmoneux du doigt rectal, et cette preuve il ne nous la donne nulle part. Aussi, jusqu'à plus ample informé, je considère les faits de M. Bazy comme des abcès intra-sphinctériens, et non comme des abcès de la fosse ischio-rectale, guéris par la simple ponction. »

D'autre part, nous avons de nombreux exemples, à tel point qu'ils ne se comptent plus, d'abcès de la fosse ischio-rectale où la ponction simple de Foubert et le drainage sont restés insuffisants et où, malgré ce mode d'intervention, une fistule n'a pas manqué de s'établir.

C'est ainsi que M. Reclus nous cite le fait d'une dame qui depuis cinq ans a, dans la région ano-rectale, un abcès à manifestations intermittentes; il a été plusieurs fois déclaré guéri. Quand M. Reclus voit cette dame, il trouve un vieux trajet qui remontait jusqu'au-dessus de l'ampoule, et qui nécessite une véritable rectotomie latérale.

Le fait qu'il raconte d'un pasteur protestant n'est pas moins intéressant et probant. Ce dernier est pris d'un phlegmon ischio-rectal qu'on ouvre par simple ponction; il s'en écoule une grande quantité de pus; la sécrétion semble bientôt se tarir; puis une nouvelle collection se forme qui s'évacue par un nouvel orifice. Le malade s'affaiblit au point qu'on le croit phthisique et qu'on l'envoie en Algérie. M. Reclus le voit enfin; les décollements sont tels qu'ils nécessitent une double rectotomie latérale et postérieure. La guérison a été merveilleuse, le sphincter, malgré sa section en deux endroits, a repris sa fonction.

M. le professeur Trélat cite dans ses cliniques des faits identiques et qui montrent bien les résultats désastreux auxquels peut aboutir l'incision simple. L'histoire de ce Péruvien (1) atteint d'une de ces vieilles fistules à orifices multiples et à bords calleux, et qui avait l'anus dans un si piteux état que plusieurs médecins de son pays avaient pensé à un épithélioma anal n'en est-elle pas un frappant exemple ?

(1) Clinique chirurgicale de M. le professeur Trélat, à la Charité. Publiée dans le Progrès médical du 9 avril 1887.

Ainsi donc, d'un côté nous n'avons pas un seul cas où le diagnostic indiscutable d'abcès de la fosse ischio-rectale ait été porté, et où la ponction simple au point le plus déclive ait amené la guérison. De l'autre, nous avons nombre de faits où un abcès de ce genre traité par l'incision a abouti à la formation d'une fistule. L'hésitation semble donc impossible.

Aussi notre conclusion est formelle, et dirons-nous avec notre maître : « Pour nous, tous les abcès de la fosse ischio-rectale, qu'ils soient tuberculeux ou inflammatoires, doivent être traités par le procédé de Faget. On nous fournit çà et là quelques observations où l'on semble dire que la simple ponction a suffi pour provoquer une cicatrisation définitive, mais aucune, pas plus celles de M. Bazy que celles de ses prédécesseurs, ne constate si le décollement se trouvait en dehors ou en dedans du sphincter. Or, comme certaines conditions anatomiques s'opposent au comblement par les bourgeons charnus de l'espace que limitent le releveur de l'anus et la branche ischio-pubienne, nous pensons que le chirurgien, par la section du sphincter, doit détruire ces conditions et lever cet obstacle. »

## III. — ABCÈS INTRA-SPHINCTÉRIENS

Nous désignons sous le nom d'abcès intra-sphincté-riens ou sous-cutanéo-muqueux, toute collection puru-lente qui naît et se développe dans le tissu cellulaire sous-cutané et sous-muqueux, et qui décolle en même temps la peau marginale et la muqueuse ano-rectale, qui par suite est située en dedans du sphincter qui lui sert de limite en dehors.

# HISTORIQUE

Comme nous le disions dans notre introduction, les auteurs anciens parlent à peine des abcès péri-anaux, et A. Paré est un des premiers qui conseille d'ouvrir la tumeur encore verdelette.

J.-L. Petit, dans la première moitié du XVIII$^e$ siècle parlant des hémorrhoïdes qui se terminent par suppuration, nous dit que c'est à l'extérieur du vaisseau que se forme le pus, soit dans les graisses des environs du rectum, ou dans le tissu cellulaire de ses membranes.

Faget et Foubert, dans les mémoires qu'ils présentent à l'Académie de chirurgie sur les abcès du fondement ne donnent aucune indication sur les variétés diverses de ces abcès.

Sabatier nous parle des petits abcès ou tubercules suppurés qui arrivent assez fréquemment au voisinage des hémorrhoïdes tuméfiées, et il ajoute que ces abcès communiquent quelquefois avec le rectum, cas dans lesquels il reste une fistule ; et un peu plus loin, il est, dit-il, des fistules stercorales qui sont simples, superficielles, récentes, et qui ne consistent que dans une sorte de décollement de la tunique la plus interne du rectum.

Desault (Œuvres chirurgicales, publiées par Bichat) ne parle que des fistules à l'anus sans s'occuper des abcès. Larrey (Mémoires de Chirurgie militaire) observe le même silence.

Boyer (Traité des Maladies chirurgicales, T. X) traite
des abcès de la marge de l'anus qu'il divise en gangré-
neux, phlegmoneux et tuberculeux, mais ne parle pas
d'une façon précise de l'inflammation du tissu cellulaire
sous-cutanéo-muqueux.

Velpeau (Dictionnaire de Médecine en 30 volumes,
art. Anus) parle de foyers superficiels ou hémorrhoïdaux
qui remontent jusqu'au dessus du sphincter sans s'éloi-
gner notablement de l'intestin et d'abcès qui font saillie
dans l'anus et qui ne s'élèvent pas au-dessus du sphincter. En parlant de tumeurs hémorroïdaires enflammées,
il dit, la couche celluleuse de plus en plus souple et lamelleuse à mesure qu'on se rapproche de l'anneau du
sphincter interne fait qu'ils ont une grande disposition
à se porter du côté de l'anus; la ténuité des téguments
fait qu'ils doivent s'ouvrir aussi souvent à l'intérieur de
l'intestin que sur la peau. Comme on le voit, il ne dit
rien de bien précis sur les abcès qui nous intéressent.

C'est Danyau, dans sa thèse de concours de 1832, qui
est le plus explicite. « Il y a, dit-il, de petits abcès situés
au pourtour même de l'anus, qui sont tellement superficiels, que la peau seule, et encore la peau plus ou moins
amincie, les sépare du doigt explorateur. Ce sont des
abcès développés dans le tissu cellulaire sous-cutané
situé entre le sphincter externe de l'anus et les téguments semi-muqueux qui le recouvrent. »

« Ce qu'on observe entre la peau et le sphincter anal
se remarque à une hauteur plus ou moins considérable
entre la muqueuse rectale et la membrane musculeuse. Ce
sont des abcès du même genre que les précédents; là, c'est

le tissu cellulaire sous-cutané qui est le siège du mal ;
ici, c'est le tissu cellulaire sous-muqueux. Dans le premier cas, c'est la peau qui est décollée ; dans le second,
la membrane muqueuse. Si, après l'ouverture de ces
abcès, on porte un stylet dans le foyer, et qu'on en dirige l'extrémité sous la peau de l'anus, ou vers la membrane muqueuse du rectum, on les trouve tellement
amincies qu'il semble qu'on touche presque à nu la tête
du stylet. Dans ces cas, le décollement du rectum est en
quelque sorte primitif. »

. En réunissant ces deux descriptions en une seule,
nous avons précisément les abcès sous-cutanéo-muqueux, objet de notre travail.

Syme, dans son traité des maladies du rectum (On the
diseases of the rectum, London, 1837) ne parle des abcès
de la marge de l'anus qu'au point de vue de l'étiologie
des fistules, et ne donne aucune indication sur leurs variétés anatomiques. Toutefois, il nous dit que la fistule
est quelquefois située tout à fait superficiellement sous
la peau et la membrane muqueuse, sans passer du tout
à travers les fibres musculaires.

Lhomme (Thèse de Paris, 1839) parle de petits abcès situés au pourtour même de l'anus, placés immédiatement
sous la peau entre le sphincter externe et les téguments.
Ce qu'on observe entre la peau et le sphincter anal se
remarque, dit-il, à une hauteur plus ou moins considérable dans le tissu cellulaire sous-muqueux du rectum.
C'est la reproduction de la description faite par Danyau.

. Vidal de Cassis, dans son traité de Médecine opéra-
toire et de pathologie externe (1841), nous dit ceci : « Les

abcès superficiels naissent et se développent dans la
couche sous-tégumentaire entre elle et le fascia superfi-
cialis. Comme la couche tégumentaire est souple et que
le fascia résiste, ces abcès proéminent au dehors. Quand
la cause persiste, s'ils ne sont pas ouverts de bonne
heure, les progrès se font du côté de l'orifice anal, parce
que, plus on avance vers ce point, plus la couche celluleuse est souple et lamelleuse, plus aussi la muqueuse
prend les caractères propres à cette membrane, plus
elle se détache de la couche tégumentaire. Le pus la
suit à mesure qu'elle s'enfonce dans l'anus. » Et il
ajoute : « Une hémorrhoïde interne devient le siège
d'une ulcération, un tubercule fondu détruit la muqueuse du rectum, laisse une perte de substance qui
met les matières, les humeurs stercorales, en rapport
avec les tissus sous-jacents, de là une cause d'abcès qui,
lui aussi, pourra aller s'ouvrir plus ou moins tard à la
peau. » Mais s'agit-il, dans ce dernier cas, d'abcès sous-
cutanéo-muqueux, nous n'oserions l'affirmer, car l'auteur dit un peu plus loin : « Ces perforations du rectum
sont lentement produites; pendant qu'elles s'opèrent,
le tissu cellulaire qui entoure l'intestin subit souvent des
modifications qui rendent difficile ou même impossible
l'infiltration des matières stercorales. »

Bertherand (thèse de Paris, 1853) nous décrit des
abcès où l'inflammation des follicules de la muqueuse
rectale se borne au tissu cellulaire qui la double. Ce dernier devient alors le siège d'abcès qui vont s'ouvrir à la
marge de l'anus en donnant lieu ordinairement à de
petits foyers circonscrits, analogues à ceux développés

dans la couche sous-cutanée. Lorsque ces abcès chemi-
nent entre les membranes de l'intestin jusqu'à la peau,
il est rare que celle-ci soit décollée autour de l'orifice.
Puis, un peu plus loin, il nous parle d'abcès dus à l'irri-
tation des hémorrhoïdes ; leur inflammation s'étend au
tissu cellulaire sous-jacent, et il s'y forme un abcès qui,
après avoir disséqué la muqueuse, se fait jour dans le
rectum. D'autres fois, cet abcès continue sa marche vers
la peau qu'il ulcère en produisant une fistule complète
ou incomplète.

Nous n'avons pas trouvé trace de notre sujet dans
Malgaigne et Sédillot.

Quain (Diseases of the rectum, London, 1854) nous
parle de petits abcès qui se trouvent dans les plis lâches
de la peau qui entoure l'anus, et d'abcès superficiels qui
présentent une bien plus grande étendue que ces derniers. Quelques-uns communiquent avec l'intérieur du
rectum, tout près de son extrémité inférieure.

Curling (Diseases of the rectum, London, 1864) qui
traite des fistules à l'anus, ne nous parle qu'incidemment
des abcès qui leur donnent naissance. C'est ainsi qu'il
nous entretient d'un abcès qui s'était ouvert près de
l'anus ; il introduit un stylet et trouve par le doigt introduit dans le rectum qu'il passait à fleur de la muqueuse
de l'intestin.

Nélaton (Pathologie chirurgicale) nous parle d'abcès
qui ne s'étendent pas au-dessus du sphincter et qui font
saillie dans l'anus ; un peu plus loin, traitant des fistules
anales, il nous dit que le trajet de la fistule, après avoir
pris son origine dans l'intérieur du rectum, descend

entre la muqueuse et le sphincter interne. Parvenu à la partie inférieure de ce muscle, il se porte entre le sphincter externe et la peau. Et encore il ne nous dit pas s'il arrive à la peau en cotoyant la face interne du sphincter externe.

Chassaignac (Dict. encyclopéd. des sciences médicales, art. Anus). nous décrit parmi les abcès superficiels ou marginaux, les abcès sous-cutanéo-muqueux qu'il désigne ainsi que les abcès sous-cutanés et sous-muqueux sous le nom de sous-tégumentaires. Ces abcès, au contact d'une région où le tégument soit cutané, soit muqueux, n'est retenu sur les tissus sous-jacents que par un tissu cellulaire très lâche, ont une grande tendance à produire des décollements et des fistules complètes pour les sous-cutanéo-muqueux.

Gosselin (art. Anus du Nouveau Dict. de Médecine et de Chirurgie pratiques) ne nous parle pas des divers sièges anatomiques des abcès. Il est vrai que, dans le traitement, il semble avoir en vue les abcès sous-cutanéo-muqueux, quand il se demande s'il ne serait pas convenable d'ouvrir le foyer au moyen d'une incision allant de la peau à la muqueuse rectale. Du reste, il nous décrit très-nettement les fistules sous-tégumentaires dont le trajet glisse sous la peau et. vient rencontrer la muqueuse rectale très près de l'anus, en laissant au-dessus et en dehors de lui la totalité de la portion externe ou sus-cutanée du sphincter anal.

Smith (The surgery of the rectum, London, 1871) ne nous dit qu'un mot des abcès de la marge de l'anus, et ne nous donne aucun détail sur leur siège anatomique

Daniel-Mollière(Traité des maladies du rectum, Paris, 1877) désigne sous le nom d'abcès sous-tégumentaires les abcès superficiels qu'il divise ensuite, comme Chassaignac, en abcès tubéreux, phlegmoneux et phlébitiques circonscrits. Dans les abcès phlegmoneux, l'inflammation est localisée, dit-il, aux couches superficielles, et il se produit du pus sous les téguments. L'abcès s'ouvre spontanément à l'extérieur; quelquefois seulement, l'abcès s'ouvre dans le rectum à la défécation; mais le plus souvent, si l'abcès s'ouvre spontanément, on a une récidive dans quelques jours, et alors l'ouverture se fait à la peau, et on a une fistule complète. Enfin il peut exister dans le rectum au-dessus du sphincter interne. Le diagnostic se fait au toucher du rectum; il est peu douloureux à cause de l'extrème laxité du tissu cellulaire sous-muqueux. Il est difficile de reconnaître là nos abcès intra-sphinctériens.

Allingham (Maladies du rectum. Paris, traduction française, 1877) est un de ceux qui ont décrit le plus clairement les abcès sous-cutanéo–muqueux. La fistule, dit-il, commence le plus ordinairement par la formation d'un abcès immédiatement sous la peau en dehors de l'anus. On dit généralement qu'il siège dans la fosse ischio-rectale, mais je suis certain que c'est le cas le plus rare. Elle est due aussi à une ulcération de la membrane muqueuse, comme chez les phthisiques; les matières fécales passent par là dans le tissu cellulaire, et un abcès se forme et s'ouvre en dehors; enfin, un abcès peut se former dans le tissu sous-muqueux du rectum, et s'ouvrir ensuite dans l'intestin. Et plus loin, en parlant des fistules : le trajet chemine souvent juste sous la peau et la membrane muqueuse.

La fistule chez les tuberculeux, dit encore Allingham, débute le plus souvent par la fonte du tissu cellulairé au-dessous de la membrane muqueuse du rectum ; il se forme un petit abcès qui perce rapidement dans l'intestin, et laisse un orifice large et béant. Les fistules chez les tuberculeux ont une disposition à décoller la peau et la membrane muqueuse avec une rapidité remarquable ; les trajets sont le plus souvent superficiels.

Pour Follin et Duplay, les abcès phlegmoneux ont pour siège anatomique le tissu cellulaire qui double la peau et la muqueuse de l'orifice anal, et ils peuvent s'ouvrir soit à la peau seulement, soit en même temps de ce côté et dans l'intérieur du rectum.

Enfin M. Peyrot nous décrit le phlegmon proprement dit de la marge de l'anus qui se développe dans le tissu cellulaire sous-cutané ; il s'ouvre, soit au dehors, soit dans le rectum isolément, soit simultanément à la peau et dans le rectum.

Nous le voyons, dans ce long historique, il n'est que peu d'auteurs qui nous donnent quelques notions précises sur les abcès intra-sphinctériens, et encore n'insistent-ils pas assez, à notre avis, sur leur très grande fréquence, sur leur étendue parfois considérable, sur leur siège précis et constant en dedans du sphincter, et sur la difficulté du diagnostic qui est parfois telle qu'on a pu les prendre pour des abcès de la fosse ischio-rectale. Enfin, leur traitement prête à quelques considérations tout à fait spéciales. Tels sont les points sur lesquels nous insisterons dans le cours de ce travail.

# ETIOLOGIE

Le siège anatomique des abcès intra-sphinctériens est dans le tissu cellulaire qui double la peau et la muqueuse de l'orifice anal. Ils pourront donc débuter soit par la peau, soit par la muqueuse.

C'est une affection de l'âge adulte surtout. Sur 29 cas que nous avons pu réunir; nous n'avons pas de cas avant 15 ans, et 2 cas seulement à 60 et 63 ans; les autres sont pour la plupart de 18 à 40 ans. Au point de vue du sexe, ils sont plus rares chez les femmes que chez les hommes, sans doute parce que ceux-ci sont plus sujets aux causes occasionnelles qui les produisent. Ainsi, sur 44 abcès de la marge de l'anus, nous avons 35 hommes et 9 femmes, et sur 29 abcès sous-cutanéo-muqueux, 23 hommes et 6 femmes.

On ne peut souvent relever aucune cause appréciable dans le développement des abcès intra-sphinctériens, et leur apparition semble complètement spontanée. C'est surtout dans la clientèle hospitalière qu'on éprouve le plus souvent ces difficultés; on y trouve beaucoup de gens qui n'ont pas pris garde à un choc ou toute autre cause qui pour eux a passé inaperçue.

Du côté de la peau, la malpropreté, les frottements avec du papier dur ou des linges grossiers, l'action des ongles dans les démangeaisons prurigineuses semblent être des causes fréquentes d'abcès.

La transpiration abondante, et surtout l'altération des sécrétions anales à la suite de marches excessives ou de courses à cheval, exercent une action irritante qui provoque le développement de ces abcès. C'est ainsi que la plupart de nos malades faisaient un travail pénible ou de longues marches.

L'équitation, les chutes et les coups de pied sur le siège, la station assise prolongée exigée par quelques métiers, comme les cordonniers, les tailleurs, etc., les contusions légères, les plaies des environs de l'anus, entrent pour une large part dans l'étiologie de ces abcès.

Du côté de la muqueuse, la diarrhée et la constipation, le passage à travers l'anus de matières fécales durcies, leur arrêt dans les cryptes muqueux, la pédérastie passive, la dilatation forcée, le toucher rectal pratiqué trop brusquement, sont autant de causes d'inflammation du tissu cellulaire sous-muqueux, origine de l'abcès.

Les abcès sous-cutanéo-muqueux peuvent aussi être consécutifs à une ulcération ou à une piqûre de la muqueuse, que peuvent produire les corps étrangers avalés par la bouche ou introduits par le rectum, une canule trop aigue enfoncée brusquement dans l'anus et mal dirigée.

Enfin la présence de nombreux vaisseaux artériels et veineux dans le tissu cellulaire sous-muqueux, la circulation de retour difficile, la dilatation des veines, le séjour fréquent et prolongé des matières dans l'ampoule rectale sont des causes prédisposantes, permanentes des abcès intra-sphinctériens.

Les hémorrhoïdes jouent dans l'étiologie de ces abcès

un rôle primordial, soit que la suppuration envahisse le tissu cellulaire qui entoure les veines, soit qu'on ait un véritable abcès veineux formé à l'intérieur d'une ampoule veineuse hémorrhoïdale qui s'est séparée de la circulation veineuse générale par un caillot solidement oblitérateur. C'est ainsi que sur 29 observations d'abcès sous-cutanéo-muqueux, nous en trouvons 6 qui peuvent être rattachés à cette origine, soit 20 pour cent. La moindre contusion, le trot d'un cheval un peu dur, un voyage de longue durée, le cahotement d'une voiture, dont l'effet est de contondre légèrement le siège, de l'échauffer, de l'irriter, peuvent chez un hémorrhoïdaire être suivis d'un abcès intra-sphinctérien.

C'est ainsi que le malade de notre observation XVIII, hémorrhoïdaire, a vu naître un abcès après un voyage en chemin de fer.

A ces causes extérieures, il faut ajouter les suppurations qui accompagnent fréquemment la convalescence de maladies graves. Il n'est pas rare d'observer à la fin d'une fièvre typhoïde des abcès à la marge de l'anus, comme chez notre malade de l'observation XXXVI.

Enfin, il faut noter surtout les abcès qui sont liés à une affection tuberculeuse, qu'ils en soient le premier symptôme, ou qu'ils apparaissent dans le cours de l'affection. C'est là une cause très fréquente des abcès sous-cutanéo-muqueux, forme qu'affectionne tout spécialement la tuberculose. Car, ainsi que le dit Alliugham, les fistules et par suite les abcès, origines de ces fistules, chez les tuberculeux, ont une disposition à décoller la peau et la membrane muqueuse, avec une

Méloche.                                             3

rapidité remarquable, mais ne produisent pas de clapiers profonds. Pour notre compte, nous avons trouvé sur 29 abcès intra-sphinctériens, 7 de nature tuberculeuse, soit 24 pour cent.

# SYMPTOMES ET MARCHE

Les abcès intra-sphinctériens de la marge de l'anus se distinguent spécialement par la superficialité de la tumeur, les modifications précoces de la peau, d'où la sensibilité exquise de la région et la vive douleur à la moindre pression, par la fluctuation hâtive de la tumeur, fluctuation qui se transmet du rectum à la peau du périnée, enfin par le siège constant de la collection purulente en dedans du sphincter. Nous insistons spécialement sur l'étendue quelquefois considérable de la tumeur.

Les malades ressentent tout d'abord une sensation de gêne, de pesanteur à la marge de l'anus, puis apparaît une tumeur globuleuse, chaude, douloureuse à la pression. Les téguments sont, dès le début, rouges, violacés même vers le centre de la tuméfaction qui est le siège de douleurs pulsatives souvent très intenses. Le moindre attouchement réveille des douleurs excessives dans toute la région. La marche est très pénible, et si l'abcès est très limité, le malade écarte les jambes pour éviter le frôlement des fesses l'une contre l'autre. Mais, pour peu que la tumeur soit étendue, la marche est impossible ; la station debout ou assise est très douloureuse et le malade est obligé de rester couché sur le côté. La défé-

cation est souvent très pénible, la phlegmasie du tissu
cellulaire sous-muqueux du rectum rendant le passage
des matières douloureux. Le malade n'éprouve pas de
dysurie, les phénomènes douloureux qui se produisent
au moment de la miction étant plutôt liés aux efforts
qu'elle nécessite. En effet, les efforts pour uriner, pour
tousser ou pour se moucher retentissent douloureuse-
ment du côté de l'anus.

Pendant toute cette période, il peut y avoir de la
fièvre et de l'inappétence, une soif vive, un état saburral
des premières voies, une anorexie plus ou moins complète et quelquefois des frissons plus ou moins répétés
dans la région du dos, la langue est blanche au milieu et
rouge à la pointe.

A ce moment, on sent au siège du mal une tuméfaction très prononcée et quelquefois œdémateuse, la peau
conserve l'empreinte du doigt, et, ce qui est un des bons
caractères de l'affection, dès les premiers jours, la peau
présente les modifications de coloration et de chaleur
sur lesquelles nous avons insisté plus haut et le malade
sent des battements douloureux.

Au bout de quelques jours, la peau si mince de cette
région se laisse distendre par la collection purulente
qui s'est formée sous elle, s'amincit encore et la tumeur
vient faire saillie dans le voisinage de l'orifice rectal.
On sent rapidement une fluctuation très nette du côté
de la peau. Si on introduit un doigt dans le rectum, il
sera soulevé par le pus chassé sous la muqueuse par le
doigt extérieur placé sur la saillie du phlegmon. C'est
ce que nous avons constaté avec notre maître, M. Re-

clus, chez le malade qui fait l'objet de notre première
observation.

Le doigt introduit dans l'anus, sent une muqueuse
tuméfiée et boursouflée dès le début, et quand le pus
s'est constitué, il éprouve une sensation de résistance élastique et comme fluctuante due à la présence du liquide.
Enfin, en pressant en dehors avec l'index qu'on a introduit dans l'anus, suivant le précepte d'Allingham, on
chassera le pus sous la peau et on rendra la tumeur bien
tendue.

Ces abcès sont le plus souvent limités à un des côtés du
raphé par suite des adhérences des téguments qui, plus
fortes sur la ligne médiane, en gênent le passage d'un
côté à l'autre.

Nous ne saurions trop insister sur l'étendue parfois
considérable qu'atteignent ces abcès ; ils peuvent fuser
d'un côté jusqu'au scrotum ou aux grandes lèvres et de
l'autre en arrière sur la fesse, sur les côtés jusqu'à l'ischion. C'est ainsi que dans notre observation I, l'abcès
envahit la fesse en arrière et en avant le périnée jusqu'à
la racine des bourses. Il mesurait 12 centimètres dans
le sens antéro-postérieur, et 10 centimètres transversalement.

Toutefois, le plus souvent ces abcès ont une étendue
bien moindre, ce qui arrive surtout quand ils prennent
naissance dans le tissu cellulaire sous-muqueux du rectum, et fusent de là dans le tissu cellulaire sous-cutané.
C'est ainsi que dans les abcès d'origine hémorrhoïdaire
entre autres, l'abcès se développe souvent à l'insu du ma-

lade, et ne se révèle à son attention que par un peu de gêne ou de pesanteur du côté de l'anus, gêne et pesanteur qu'il met alors sur le compte des hémorrhoïdes ; il se forme à la marge de l'anus une petite tumeur rouge, tendue, qui peut alors être douloureuse au toucher, fluctuante au bout d'un certain temps. Les symptômes généraux sont nuls ou très peu accentués.

Ainsi donc, sans qu'il y ait de véritables différences dans la nature de la maladie, l'affection se montre parfois au point de vue symptomatologique avec des caractères complètement différents.

En tous cas, signe pathognomonique de l'abcès intrasphinctérien, le pus est situé en dedans du sphincter anal. Aussi, par le toucher rectal, on sentira le pus sous le doigt, pour ainsi dire. Du reste, après avoir incisé l'abcès, on pourra toujours enfoncer le stylet sous la muqueuse, et alors ce stylet placé en dedans du sphincter pourra être suivi par le doigt. Quelquefois même le sphincter repousse contre le doigt le stylet qui est senti à fleur de la muqueuse pendant tout le cours de son trajet. Nous regardons comme très importants les rapports réciproques du sphincter et de l'abcès, et il nous semble que les auteurs les ont laissés un peu trop dans l'ombre jusqu'à ce jour.

Enfin, l'abcès s'ouvre soit à la peau seulement, ce qui est le cas le plus fréquent ; soit sur la membrane muqueuse de la partie inférieure du rectum, soit des deux côtés à la fois. L'évacuation du foyer est suivie de la détente immédiate des phénomènes douloureux, et au bout de deux ou trois jours, le malade se croit guéri. Il n'en est malheureusement pas ainsi le plus souvent. L'abcès se bouche au bout de quelques jours, mais après un temps plus ou moins long, un nouvel abcès se reforme au même niveau, et, après deux ou trois récidives, la fistule est constituée.

# DIAGNOSTIC.

Ainsi que nous venons de le voir, l'abcès sous-cutanéo-muqueux de la marge de l'anus se reconnaîtra à la superficialité de la tumeur, aux modifications précoces de la peau, à la fluctuation hâtive qui se manifeste ; la douleur sera très vive à la moindre pression, et le doigt introduit dans l'anus, et la main appuyée sur le périnée se renverront le pus, enfin la collection purulente sera en dedans du sphincter. Pas de dysurie, selles souvent douloureuses.

Les abcès de la fosse ischio-rectale ont au début des symptômes très obscurs ; le malade éprouve une sensation de pesanteur au fondement, la peau ne change pas de coloration ni d'aspect, les téguments de la région périanale restent durs, et la masse phlegmoneuse ne paraît se ramollir qu'avec beaucoup de lenteur. On observe fréquemment de la dysurie ; au contraire, le plus souvent, les selles ne sont pas douloureuses, les efforts qu'elles nécessitent sont pénibles, mais le passage des matières n'est pas douloureux. Cela tient à ce que dans la majorité des cas le pus n'atteint pas le rectum. Ce n'est que tardivement qu'il arrive à le décoller. En effet, la fosse ischio-rectale est hermétiquement fermée du côté du rectum par le muscle releveur de l'anus qui, doublé de ses deux aponévroses, oppose un obstacle

sérieux au cours du pus de ce côté. Or, le releveur de
l'anus s'insère à l'extrémité inférieure du rectum, et
ses fibres s'entrecroisent, dit le professeur Richet, avec
les fibres les plus élevées du sphincter externe, de telle
sorte qu'il est difficile de marquer la limite qui sépare
les deux muscles. Aussi, dit Chassaignac, la circoufé-
rence supérieure du sphincter externe se continue directement avec le releveur. Le pus donc, pour arriver
au rectum, doit traverser le releveur de l'anus et ses
deux aponévroses ; car le sphincter externe qui est juste
au-dessous oppose également un puissant obstacle au
passage du pus dans le rectum. Et, s'il est vrai de dire,
comme Chassaignac, que les abcès provoqués par une cre-
vasse de l'ampoule rectale au-dessus des sphincters et du
releveur de l'anus n'arrivent à la masse adipeuse ischio-
rectale qu'après avoir perforé les plans musculaires et
aponévrotiques, la contre-partie n'en est pas moins
vraie, puisque le releveur s'entrecroise avec le sphincter
externe. Il nous semble donc que le pus fusera plus
facilement du côté des deux culs-de-sac de la fosse
ischio-rectale en avant au-dessus du transverse, et en
arrière au-dessus du grand fessier et constituera les
diverticules périnéal et fessier. Ce n'est que tardivement
et exceptionnellement que le pus fusera du côté du releveur de l'anus, et franchira cet obstacle pour aboutir
au rectum.

Et de fait, dans les deux cas d'abcès de la fosse ischio-
rectale qu'il nous a été donné de voir depuis quelque
temps (observation XXXII et XXXIII), le pus n'avait
pas franchi cet obstacle, le doigt introduit profondément

dans l'anus ne sentait aucune saillie de la muqueuse, aucune fluctuation, et la main placée sur le périnée et le doigt intra-rectal ne se transmettaient absolument rien. Dans l'un de ces cas, l'abcès s'était ouvert une voie à travers les tissus sous-cutanés, et on sentait à la peau un point très circonscrit où l'on avait de la fluctuation ; l'abcès s'étendait des grandes lèvres jusqu'au-dessus du grand fessier, comme on a pu s'en convaincre en l'incisant. Mais, signe important qui ne nous fera jamais défaut, l'abcès sera situé en dehors du sphincter. Aussi ne nous contenterons-nous pas, pour le diagnostic d'abcès de la fosse ischio-rectale, de reconnaître la transmission de la fluctuation du doigt intra-rectal au doigt extérieur placé sur le phlegmon. Car ce symptôme est, à notre avis, absolument exceptionnel dans les abcès de la fosse ischio-rectale, alors qu'il est la règle dans les abcès intra-sphinctériens. Aussi dirons-nous avec notre maître, M. Reclus : « Il faudra, pour nous convaincre, que le stylet ou le doigt explorateur de la cavité de l'abcès soit en dehors du sphincter, que ce sphincter sépare le doigt ou le stylet intra-phlegmoneux du doigt rectal. »

# PRONOSTIC

Les abcès intra-sphinctériens de la marge de l'anus ont par eux-mêmes un pronostic très bénin, puisqu'ils ne compromettent pas l'existence du malade. On doit en tous cas le subordonner à la cause qui leur a donné naissance. C'est ainsi qu'un abcès de nature tuberculeuse comportera le pronostic de la tuberculose.

Il faut tenir compte aussi des suites probables qu'aura un abcès même purement inflammatoire, je veux parler de l'établissement d'une fistule. Il semblerait que dans ces abcès la cicatrisation dût se faire complètement. « Rien ne s'y oppose d'une manière absolue, dit M. Reclus; la muqueuse séparée de la tunique musculeuse par la collection, peut, après évacuation du pus, s'en rapprocher et les deux couches granuleuses se fusionneront. Encore est-il quelques obstacles; pendant la défécation ou lors de l'expulsion des gaz, les diverses tuniques du rectum glissent les unes sur les autres, et ces mouvements fréquents sont faits pour nuire à la cicatrisation, empêchée encore, lorsque l'abcès s'est ouvert dans le rectum. La pénétration des matières par cet orifice infecte la cavité, entretient la suppuration, et s'oppose à la coalescence que retardent aussi ou qu'empêchent des clapiers, des diverticules, des décollements latéraux qui existent plus souvent qu'on ne pense. Et la preuve que

la cicatrisation après ouverture simple est difficile, c'est
le nombre considérable de fistules intra-sphinctériennes
que nous observons. L'abcès a été ponctionné, ou la peau
s'est ulcérée spontanément, la collection s'est évacuée
au dehors. Or, c'est, dans l'immense majorité des cas,
au point le plus déclive que l'orifice s'est fait ou a été
fait. Eh bien, malgré, cela, la guérison ne survient pas,
et l'on voit s'établir des fistules permanentes ou intermittentes. » Cela est si vrai que les fistules sous-tégumentaires ou intra-sphinctériennes sont beaucoup plus
fréquentes que les fistules ischio-rectales, ou extra-
sphinctériennes.

C'est ainsi qu'Allingham nous dit que la fistule commence le plus ordinairement par la formation d'un abcès
immédiatement sous la peau, et non pas dans la fosse
ischio-rectale, ce qui est, dit-il, j'en suis certain, le cas
le plus rare. Danyau ne dit-il pas aussi que ces abcès
sont ordinairement suivis d'une fistule entretenue par
la dénudation de la peau ou de la membrane muqueuse
du rectum. Chassaignac nous dit aussi que l'excessive
mobilité de la couche tégumentaire, et les déplacements
incessants auxquels elle est exposée, disposent tout spécialement ces abcès à une lenteur et à une difficulté de
cicatrisation qui sont les causes génératrices les plus
sérieuses de l'état fistuleux.

Quant à nous, dans une série de 44 cas que nous
avons pu recueillir dans les hôpitaux, nous n'avons
trouvé que 2 cas de fistules extra-sphinctériennes, et
deux abcès de la fosse ischio-rectale, soit 9,09 p. 100
d'abcès ou de fistules extra-sphinctériens. Nous avons

au contraire rencontré 29 cas de fistules ou d'abcès intra-
sphinctériens, soit une moyenne de 65, 9 p. 100 et 11 cas
d'abcès ou de fistules sous-cutanés, soit 25 p. 100. Nous
avons donc eu plus de 7 cas de fistules ou d'abcès intra-
sphinctériens, contre 1 cas de la fosse ischio-rectale. Sur
nos 29 cas, nous avons eu 25 fistules et 4 abcès, et parmi
ces fistules une seule était borgne interne, les 24 autres
étaient pour la plupart borgnes externes, c'est-à-dire
dans les meilleures conditions pour se cicatriser, et cependant la fistule a persisté. De tout cela, on peut conclure que : 1° les fistules intra-sphinctériennes constituent la grande majorité des fistules anales; 2° la
fistule est la terminaison fatale, pour ainsi dire, des abcès intra-sphinctériens de la marge de l'anus.

# TRAITEMENT

Au point de vue du traitement, nous diviserons les abcès intra-sphinctériens, suivant leur origine, en abcès inflammatoires et en abcès tuberculeux.

## I. Abcès d'origine inflammatoire

Les abcès intra-sphinctériens d'origine nettement inflammatoire pourraient, semble-t-il, être traités par la ponction simple au point le plus déclive. En effet, comme nous venons de le voir au chapitre précédent, rien ne s'oppose ici absolument à la cicatrisation. Une incision, un drain, des lavages détersifs et antiseptiques, et une cicatrisation légitime peut être obtenue sans nul doute. Quant à nous, nous pensons qu'un grand nombre d'abcès traités et guéris de cette façon qu'on nous dit être de la fosse ischio-rectale, ne sont que des abcès sous-cutanéo-muqueux de cette nature.

Cependant, même dans ces cas si favorables à la méthode de Foubert, que voyons-nous le plus souvent ? La cicatrisation ne se produit pas, et l'on voit s'établir des fistules. Nous avons recueilli un grand nombre de ces cas. C'est ainsi que le malade qui fait l'objet de notre observation XI a un abcès intra-sphinctérien qu'on in-

cise au point le plus déclive, puis au bout de quelque
temps, on fait des injections phéniquées et un pansement antiseptique.

·Depuis trois mois le malade se soigne constamment ;
nous le voyons au bout de ce temps, une fistule est
constituée. La malade de l'observation XIX a eu un
abcès qui a été ouvert le 25 juillet, suivant le procédé
de Foubert ; nous la voyons en octobre, une fistule est
constituée.

Sur 22 cas d'abcès ou de fistules intra-sphinctériens
d'origine inflammatoire qu'il nous a été donné de voir,
nous avons eu 2 abcès et 20 fistules. Sur ces 20 fistules,
deux sont la suite, nous les avons citées plus haut,
d'abcès ouverts par un médecin d'après la méthode de
Foubert ; sur les 18 fistules qui nous restent, une seule
est la suite d'un abcès qui s'est ouvert en dedans du
rectum (observation XXII), cas, nous l'admettons, peu
favorable à la cicatrisation, puisque le pus ne trouvait
pas un écoulement facile. Mais les dix-sept autres cas
sont pour la plupart des fistules borgnes externes, où
par conséquent l'orifice s'est fait spontanément au point
le plus déclive ; et cependant tous ces abcès ont abouti
à la formation d'une fistule, après deux ou trois abcès
au même endroit ; abcès à récidive et fistule qu'on aurait sûrement évités en recourant à la méthode de Faget.

« Alors je me demande pourquoi, dit M. Reclus,
même dans cette variété, la moins défavorable à la méthode de Foubert, on n'aurait pas recours à l'opération
de Faget? Il est inutile, ce me semble, de courir les risques de la formation d'une fistule, qui surviendra pour

peu que la plasticité des tissus soit affaiblie, ou bien lorsqu'un orifice se sera ouvert sur la muqueuse rectale ou bien encore si quelque diverticule, quelque anfrac- tuosité, un décollement latéral versent dans la poche un pus fétide. La coalescence est alors impossible, on de- vra bientôt reconnaître que la ponction, le drainage, les injections détersives ont échoué, et l'on pratiquera l'o- pération de la fistule. Il aurait été plus simple d'y avoir recours de suite. » On n'aurait fait que gagner du temps au malade, on lui aurait épargné les inquiétudes d'un nouveau mal à venir, et la crainte d'une seconde opé- ration.

Quels seraient en effet, dans ce cas, les inconvénients du procédé de Faget ?

On objecte les douleurs vives causées par l'opération mais, n'avons-nous pas le chloroforme ? Du reste, un nouvel auxiliaire nous est acquis dès maintenant, il suf- fit de deux ou trois injections d'une solution de chlor- hydrate de cocaïne à 5 p. 0/0, dans la région à opérer, pour obtenir une parfaite anesthésie locale. C'est ainsi que, dans les observations XI, XII et XVIII, les ma- lades n'ont absolument rien senti.

Les hémorrhagies ne sont plus à craindre avec le ther- mo-cautère manié avec prudence et habileté. L'antisepsie met à l'abri des complications suppuratives. L'inconti- nence des matières fécales n'est pas à craindre, puisqu'il n'y a pas ici de sphincter à sectionner. Il ne reste donc que l'inconvénient d'une cicatrisation plus lente, c'est en vé- rité bien peu pour nous faire courir les risques d'une fis- tule et même dans les cas d'abcès intra-sphinctériens in-

flammatoires, aurons-nous recours à la méthode de
Faget. Le procédé est sûr et le bon résultat certain.

## II. Abcès tuberculeux.

On ne conteste plus maintenant le rapport fréquent
qui existe entre les abcès de la marge de l'anus et la
tuberculose. On les a niés autrefois et on s'appuyait de
l'autorité d'Andral et de Louis qui disaient que « le
nombre des cas de fistule anale était insignifiant sur
cent cas de tuberculisation pulmonaire. » Mais « qui ne
voit, dit M. le professeur Peter, dans ses leçons de clinique médicale, que pour avoir une solution valable, il
fallait retourner les termes du problème et chercher
combien sur cent cas de fistules à l'anus. il y avait de
tuberculeux. » C'est ce qu'a fait Allingham, et il est
arrivé à cette conclusion que 14 0/0 des fistuleux ont
une affection pulmonaire tuberculeuse. Pour notre
compte, sur quarante-quatre cas d'abcès ou de fistules,
nous avons trouvé onze cas tuberculeux, dont sept cas
sur vingt-neuf affections sous-cutanéo-muqueuses soit
une moyenne de 25 0/0 environ.

Nous n'insisterons pas sur le mode de production des
abcès tuberculeux. Du reste, la découverte du bacille de
la tuberculose par Koch en 1882, nous semble modifier
complètement nos idées à ce sujet. Il semble évident
que c'est la pénétration du bacille en cet endroit qui est
la première cause de l'abcès.

Puisqu'en inoculant ce bacille on obtient le tubercule,
il restait à prouver que tout tubercule, que toute tu-

berculose locale renfermait le bacille, C'est ce qu'on a
fait. Karl Schuchardt et Fédor Krause ont examiné,
dans le service de Volkmann, et à la clinique chirurgicale de Breslau, quarante cas de tuberculose locale, dont
un cas de tuberculose primitive des organes génitaux
de la femme ; dans ces quarante cas, ils ont trouvé des
bacilles (Fortschritte der Medicin, mai 1883). Quelque
temps après (Revue de Chirurgie, 1883), M. Bouilly a
trouvé avec M. Debove des bacilles dans quatre cas de
tuberculose locale. Il faut donc en conclure, puisque le
bacille produit la tuberculose, et que tout produit tuberculeux renferme des bacilles, que le bacille est bien la
cause efficiente certaine de cette lésion.

Or, il ne faut pas oublier que l'abcès de la marge de
l'anus ouvre fort souvent la marche de la tuberculose,
et s'il est vrai de dire avec Smith que « la fistule n'est
qu'un anneau de la chaîne pathologique qui conduit
lentement, mais sûrement le malade à sa dernière demeure », il est bon de se rappeler qu'il en constitue
souvent le premier anneau, et peut-être serait-il temps
encore à ce moment de rompre la chaîne, et d'arrêter la
marche de l'affection.

La présence constatée et certaine des bacilles dans les
foyers tuberculeux, nous commande d'attaquer vigou-
reusement ceux-ci qui sont ou vont devenir une source
de suppuration plus ou moins prolongée et qui tendent
à envahir les régions voisines. C'est l'épée de Damoclès
suspendue sur celui qui en est porteur. Il faut donc
supprimer un foyer qui menace d'infecter l'économie
tout entière. Mais il faut pour cela recourir à des

moyens de diérèse et d'exérèse capables de prévenir les
auto-inoculations. Peut-être même est-ce là la cause
pour laquelle les anciens auteurs redoutaient si fort la
guérison d'une fistule chez les tuberculeux, et faut-il
attribuer à une opération incomplète les cas de tuberculose pulmonaire, qui ont évolué après la guérison d'un
abcès ou d'une fistule. En ouvrant des vaisseaux san-
guins et des lymphatiques, on peut jeter dans la circulation des germes de bacilles qui vont s'arrêter et végéter
dans les milieux de culture qui leur sont le plus favorables, comme le poumon ou les séreuses. Nous devons
à ce titre, être sincèrement reconnaissants à M. le professeur Verneuil, d'avoir jeté le cri d'alarme et de nous
avoir montré le danger. Du reste, tout abcès tuberculeux traité par l'incision simple ne pourra guérir. Nous
empruntons aux cliniques de M. Reclus un cas bien intéressant. Son malade a eu, il y a douze ans, son premier abcès ; il est incisé à la manière de Foubert, et depuis on ne compte plus les collections puriformes qui
se sont fermées et ouvertes. Vu l'intérêt de ce cas, nous
l'avons ajouté à nos quarante-quatre observations, et
il constitue notre observation XXX. Nous avons sur
nos sept cas d'abcès tuberculeux intra-sphinctériens,
quatre cas qui ont été incisés au point le plus déclive,
et qui ont donné lieu à des fistules intarissables. Ce sont
nos malades des observations I, II, III et IV. Rien d'é-
tonnant à cela, les parois de l'abcès sont tapissées d'un
tissu fongoïde, en un mot de véritables fongosités, ce
n'est qu'en détruisant cette matière tuberculeuse qu'on
réussit à obtenir la cicatrisation.

Ainsi donc un abcès tuberculeux primitif de la marge de l'anus, non seulement produit inévitablement et nécessairement une fistule, s'il est simplement incisé à la manière de Foubert, mais il est encore un danger permanent pour l'économie tout entière qu'il peut infecter d'un moment à l'autre, à la moindre occasion favorable.

Dans le cas où, chez un tuberculeux avéré, apparaîtrait un abcès intra-sphinctérien à la marge de l'anus, il y a encore intérêt à faire disparaître une source de suppuration intarissable qui contribuerait pour sa part à affaiblir le malade et à précipiter la cachexie ultime. Aussi pourrait-on dire avec Chassaignac, que la phthisie, au lieu d'être une contre-indication à l'opération elle-même, réclame inpérieusement l'action chirurgicale ; car l'abcès cause l'affaiblissement qui prédispose et aggrave la situation du malade.

Et qu'on ne vienne pas nous dire que cette opération, si elle n'est pas dangereuse, est inutile, parce que la cicatrisation ne se produit pas. Allingham, sur 9 cas de fistules tuberculeuses, cite 7 cas où il arriva à une guérison complète. Pour notre compte, tous les abcès tuberculeux que nous avons vus ont abouti à la guérison, lentement, je l'admets, par suite du défaut de vitalité des tissus.

Nous n'accepterions comme contre-indication d'une opération complète qu'un état pulmonaire grave, des lésions tuberculeuses avancées ou ayant une évolution rapide. Dans ces cas, l'affection pourrait emporter le malade avant la cicatrisation de la plaie, et notre intervention ne serait d'aucune utilité. Nous nous contenterons alors d'ouvrir largement la collection purulente pour donner un libre passage au pus et faciliter les soins locaux et les pansements.

Nous arrivons donc en dernière analyse à conclure que tout abcès tuberculeux de la marge de l'anus doit être traité à la manière de Faget. Non seulement la guérison complète de l'abcès est à ce prix, mais encore on peut, s'il ne s'agit que d'une tuberculose locale, espérer de voir s'arrêter là l'évolution de cette affection, et couper ainsi le mal dans sa racine. Si cet abcès n'est qu'une manifestation d'une tuberculose déjà pulmonaire, notre opération n'aura pas été inutile, puisqu'elle aura supprimé une suppuration qui aurait contribué à affaiblir le malade et à précipiter le dénouement. La seule contre-indication à l'opération sera une granulie aiguë ou des lésions pulmonaires trop avancées.

# RÉSUMÉ

DE NOS 44 OBSERVATIONS PERSONNELLES

## *Abcès et fistules*

Intra-sphinctériens : 29, soit 65,9 0/0, dont 7 de nature tuberculeuse et 6 de suite d'hémorrhoïdes.

Extra–sphinctériens : 4, soit 9.09 0/0, dont 2 de nature tuberculeuse.

Sous-sphinctériens : 11, soit 25 0/0, dont 2 de nature tuberculeuse.

Total 44, dont 11 de nature tuberculeuse, soit 25 0/0, et 6, suite d'hémorrhoïdes, soit 13.63 0/0.

# OBSERVATIONS.

## Observation I (personnelle) (1).

### *Abcès intra-sphinctérien tuberculeux.*

Nous avons, dans nos salles, un garçon de seize ans, entré le 14 mars 1887, pour un énorme abcès dont le point culminant est à la marge de l'anus. On trouve, à droite, une masse bombée, d'un rouge vineux, et qui envahit à la fois la fesse en arrière, et en avant le périnée jusqu'à la racine des bourses ; elle mesure 12 centimètres dans le sens antéro-postérieur, et 10 transversalement. La collection est fluctuante, et le doigt intra-rectal est soulevé par le pus chassé sous la muqueuse par le doigt extérieur placé sur la saillie du phlegmon. Nous pensions à un abcès de la fosse ischio-rectale ; ce diagnostic nous parut évident, tant à cause de l'étendue de la collection que de la fluctuation sous-muqueuse. Il fut incisé largement, soigneusement lavé au bi-iodure de mercure, et drainé selon les règles ; nous voulions d'une façon loyale essayer le procédé de Foubert. A la méthode ordinaire, nous avions même ajouté la dilatation anale, afin que la cicatrisation ne fût pas entravée par la contraction trop énergique du sphincter.

Après l'ouverture large, nous introduisons le doigt dans la poche, et nous reconnaissons avec la plus grande netteté que le décollement laisse en dehors le sphincter ; la fosse ischio-rectale

(1) Cette observation ayant été publiée dans les cliniques chirurgicales de M. P. Reclus, nous ne saurions mieux faire que d'en donner l'intéressante relation.

est absolument respectée. Notre abcès était un abcès intra-sphinctérien.

Aucune condition ne s'opposait donc à ce que les parois se fusionnent. Nous n'avons pas obtenu ce résultat. Au bout de trois semaines, notre stylet, introduit dans l'orifice, remontait encore à plus de 6 centimètres. Le décollement était aussi profond qu'au premier jour. Du reste, les bords de la plaie avaient mauvais aspect ; ils étaient renversés ; les bourgeons charnus en étaient blafards ; la cavité de l'ancienne collection était certainement tapissée par une matière tuberculeuse, qui, largement mise à nu, pourrait peut être s'exfolier, mais qui, dans le clapier qu'avait laissé notre incision simple au point le plus déclive, n'avait aucune tendance à la destruction. Notre garçon, du reste, est nettement tuberculeux ; il est en puissance de cavernes pulmonaires. Nous avons dû, au bout d'un mois, pratiquer l'opération ordinaire de la fistule.

Sorti quelque temps après, complètement guéri de sa fistule.

### OBSERVATION II (personnelle).

#### *Fistule intra-sphinctérienne tuberculeuse*

R. Louise, couturière, 30 ans, entre le 5 mars 1887, dans le service de M. Reclus, à l'Hôtel-Dieu, salle Notre-Dame, n° 12.

Au commencement de janvier 1887, elle a un abcès à la marge de l'anus qui s'ouvre spontanément. Le lendemain, on agrandit l'incision au bistouri. Depuis ce moment existent des fistules anales qui ne provoquent pas de douleur, même pendant les selles, mais qui donnent lieu à un écoulement incessant. La chemise de la malade est toujours tachée ; jamais elle n'a constaté l'issue spontanée de matières fécales ou de gaz.

Cette femme a maigri, le teint est néanmoins coloré et elle a les apparences extérieures d'une bonne santé.

Sur la prière de M. Reclus, M. le Dr Capitan, chef de clinique médicale de M. le professeur G. Sée, ausculte la malade avec soin, et voici ce qu'il constate : un peu de sonorité exagérée à droite, et un peu de rudesse expiratoire ; quelques craquements très-fins quand on fait tousser la malade. Au sommet gauche, propagation très-marquée des bruits du cœur, un peu d'expiration prolongée. Rien au cœur. En somme, sommet droit douteux; rien de bien certain au point de vue de la tuberculose. M. Capitan croit à un peu d'induration avec emphysème périphérique.

Examen de l'orifice anal :

A droite de l'orifice anal, et sur la ligne bi-ischiatique se trouvent situés deux trajets fistuleux, tous deux en culs de poule, l'un se trouve à 3 centimètres, l'autre à 4 centimètres de l'anus. On introduit facilement un stylet par ces deux orifices, et le stylet se dirige en haut, en arrière et en dedans ; il s'arrête dans les explorations à une hauteur de 6 centimètres environ. Ces deux orifices communiquent ; car dès que l'on introduit le stylet dans l'un, on détermine l'issue du pus par l'autre.

Le doigt, étant introduit dans le rectum, ne permet pas de sentir l'orifice supérieur des deux fistules; on ne sent même pas le stylet, et on a la sensation qu'une certaine épaisseur de tissus se trouve entre le doigt et le stylet.

Cette malade présente également une tuberculose du col de l'utérus pour laquelle elle est traitée dans le service.

Le 15 mars, opération de la fistule dans le sommeil chloroformique. M. Reclus introduit une forte sonde cannelée par l'orifice le plus externe ; cette sonde pénètre à 6 centimètre et une ouverture supérieure est créée artificiellement à travers la muqueuse. Incision au thermo-cautère des tissus soulevés par la sonde et cautérisation au thermo des parois du trajet. On fait de même pour le second trajet. M. Reclus reconnaît à l'opération que ce sont des fistules intra-sphinctériennes, et que le trajet est tapissé de produits tuberculeux.

Il n'a pas sectionné le sphincter. Pansement à l'iodoforme.

La cicatrisation est un peu lente à se produire. Du reste, la tuberculose du col de l'utérus retient la malade à l'hôpital.

Sortie le 15 juin, complètement guérie.

Nous revoyons, le 17 octobre, cette malade. Les fistules sont parfaitement cicatrisées. Il n'y a plus trace de tuberculose du col. La malade a engraissé.

OBSERVATION III (personnelle).

*Fistule intra-sphinctérienne tuberculeuse.*

D. Auguste, ferblantier, 17 ans, entre le 15 juillet à l'Hôtel-Dieu, salle Saint-Landry, n° 35.

Son père est mort d'une maladie qu'on a dite incurable. Ce jeune homme s'est bien porté jusqu'à 16 ans. Depuis cette époque il tousse toujours un peu et a eu quelques hémoptysies légères. Au mois d'avril, il est entré à l'hôpital, annexe de l'Hôtel-Dieu, pour une forte bronchite, dit-il. Vers la fin mai, il a eu à la marge de l'anus et à droite un abcès gros comme une olive, chaud, rouge, très-douloureux et qui rendait la marche impossible. Le passage des matières à travers l'extrémité inférieure du rectum était très-douloureux. On met des cataplasmes, et trois semaines après on ouvre l'abcès, il sort un peu de pus ; on applique alors des compresses imbibées d'eau phéniquée. L'abcès ne s'est pas bouché depuis, malgré les soins locaux qui lui ont été prodigués à l'hôpital pendant plus de quinze jours.

Le jour de son entrée, on voit à 2 centimètres à droite et en avant de la marge de l'anus un orifice de 1 cent., de diamètre à bords en cul de poule, un peu saillants, blafards, atones, sans aucune tendance à la cicatrisation. Les bords sont indurés et on sent au doigt un cordon dur et fibreux, qui se dirige en arrière et en dedans vers la partie antérieure de l'anus. Le stylet introduit dans cette direction s'enfonce de 5 centimètres 1|2 et passe entre la muqueuse et le sphincter et va butter contre la muqueuse qui ne présente pas d'orifice. On sent que le sphincter refoule le stylet contre le doigt introduit dans l'anus.

A l'auscultation, nous trouvons en arrière au sommet gauche un peu de submatité, une respiration soufflante, de l'expiration prolongée et quelques craquements secs en faisant tousser le malade. En avant et à gauche, submatité très prononcée, e souffle marqué. Le malade a beaucoup maigri depuis un an, il sue la nuit ; en somme, tuberculose pulmonaire manifeste.

Le malade, endormi au chloroforme, est opéré le 31 juillet au thermo-cautère, les parois de la fistule sont cautérisées au thermo. Pansement comme d'habitude.

Le malade quitte l'hôpital dans les premiers jours de septembre. Cicatrisation en bonne voie. Revient pendant quelques temps se faire panser.

OBSERVATION IV (personnelle).

*Fistule intra-sphinctérienne tuberculeuse.*

G. Georges, 32 ans, serrurier, entré le 6 août, salle Sainte-Vierge, n° 27, à la Charité.

A eu, il y a un an, une affection thoracique, a craché le sang, a subi un traitement pendant quatre mois. Sommets douteux. Père mort d'une affection pulmonaire aiguë.

Il y a environ six semaines, le malade sent en avant et à droite de l'anus une saillie qui grossit insensiblement ; les stations debout et assis sont très douloureuses ; la défécation n'est pas très pénible. Le malade met des cataplasmes et prend deux bains de siège par jour. Enfin, il va à une consultation externe, on lui fait au niveau de l'abcès une incision-antéro-postérieure de 2 centimètres de long, il sort du pus et du sang ; il met des cataplasmes, et il sort les jours suivants beaucoup de pus ; il en est du reste toujours sorti jusqu'à son entrée à l'hôpital.

Nous constatons alors à 2 centimètres de l'anus, à droite et en avant, un orifice permettant l'entrée du petit doigt. La peau est amincie, violacée et décollée autour de l'orifice, et le fond de la plaie est bourgeonnant et fongueux. Le doigt introduit dans l'anus sent à droite une induration de la muqueuse. La peau est indurée au-delà du décollement cutané et un peu en arrière. Le stylet se dirige en haut, en arrière et en dedans. Pas d'orifice interne.

Opéré le 18 août, le malade sort le 2 octobre à peu près cicatrisé.

## Observation V (personnelle).

### *Fistule intra-sphinctérienne tuberculeuse.*

H. Hilaire, 40 ans, charpentier, entré le 26 septembre 1887, à l'Hôtel-Dieu, salle Saint-Landry, n° 9.

Abcès à la marge de l'anus à gauche, gros comme un œuf de pigeon, en décembre 1886. La défécation est très douloureuse. Cet abcès s'ouvre au bout de quelques jours, les phénomènes s'amendent, et le malade se croit guéri. Il reprend son travail, et au bout de quelques jours, l'abcès s'ouvre de nouveau, il en sort toujours un peu de pus ; l'abcès ne se referme plus. Le malade sent dans la région anale de très vives cuissons à la marche. Entré à l'hôpital de Corbeil, pour une hémoptysie très grave et traité pour cela, on l'opère ensuite au commencement de septembre de la fistule. Un stylet introduit par l'orifice externe passe sous la muqueuse anale décollée, on perce cette muqueuse et on sectionne le pont au thermo-cautère. A son entrée à l'Hôtel-Dieu, la plaie est en voie de cicatrisation, on voit encore le trajet fistuleux qui se répare. Il s'étend d'un point situé à gauche et à 2 centimètres de l'anus jusqu'à 2 c. 1/2 au-dessus du rebord anal sur la muqueuse. Le sphincter est intact, le malade retient les matières, même liquides.

Respiration soufflante et rude du sommet gauche, expiration prolongée ; le malade a beaucoup maigri, sueurs nocturnes. Tuberculose certaine.

## Observation VI (personnelle).

### *Fistule intra-sphinctérienne tuberculeuse.*

B. Henri, 26 ans, artiste lyrique, entré le 8 octobre 1887, salle Michon, n° 49.

A la syphilis depuis 7 ans. A été 2 ans au Tonkin où il a eu la dysenterie. Respiration un peu rude du sommet gauche qui présente un peu de submatité ; expiration prolongée.

A eu à la fin des manœuvres qu'il vient de faire en qualité de réserviste un abcès gros comme une noix à la marge de l'anus, à gauche et un peu en arrière. La peau distendue à ce niveau est rouge et chaude ; la défécation est douloureuse. Le malade met des cataplasmes, l'abcès s'ouvre et il sort du pus en assez grande quantité. Pendant quelques jours, il sort toujours du pus ; aussi le malade entre à l'hôpital de Mézières, le 30 septembre ; on constate une fistule ; on fait des injections d'eau phéniquée et on annonce au malade qu'une opération est nécessaire.

Le malade part pour Paris et entre à l'hôpital.

On voit à 2 centimètres à gauche de l'anus et un peu en arrière, un orifice large comme le bout du petit doigt, arrondi, à bords minces, décollés et atones. Le stylet introduit par cet orifice se dirige vers l'anus et décolle la muqueuse dans une hauteur de 2 centimètres. Décollement périphérique de la peau de 1 centimètre des autres côtés. Le stylet est entre le sphincter et le doigt introduit dans l'anus dont il est séparé par l'épaisseur de la muqueuse intacte.

Opéré le 13 octobre. Pendant les 4 ou 5 jours qui suivent l'opération, le malade n'urine qu'avec difficulté. Au bout de quelques jours, la miction se fait sans effort.

OBSERVATION VII (personnelle).

*Abcès intra-sphinctérien tuberculeux.*

H. Édouard, concierge, 35 ans, entré le 11 novembre 1887, salle Sainte-Vierge, n° 1.

Père mort d'un cancer du foie ; mère bien portante. Cet homme tousse tous les hivers depuis 3 ans, sue beaucoup la nuit, fièvre le soir ; a beaucoup maigri ; garde le lit depuis six semaines. Pas de diarrhée. Tuberculose certaine.

Vers le 7 novembre, il sent en arrière de l'anus une petite saillie de la grosseur d'une noisette, rouge et douloureuse. On lui met des cataplasmes, et l'abcès s'ouvre le 10 novembre.

A son entrée, on voit en arrière de l'anus et un peu à droite de la rainure interfessière un orifice de 1 c. 1/2 de diamètre arrondi, à bords saillants et décollés, à fond fongueux et granuleux. Le stylet se dirige en haut, en avant et en dedans et remonte à 4 centimètres, sous la muqueuse; le trajet est absolument sous-tégumentaire; pas d'orifice interne. Le malade a des hémorrhoïdes.

Opéré le 15 novembre; chloroforme. Un spéculum bivalve est introduit dans l'anus, l'intervalle des valves portant au siège du décollement. On écarte les valves, et le pont cutanéo-muqueux cède sous l'effort. On aperçoit une surface fongueuse le long du trajet fistulaire. On gratte avec la curette et on passe le thermocautère sur cette surface. Mèche de ouate phéniquée.

### OBSERVATION VIII (personnelle).

*Fistule intra-sphinctérienne.*

B. Antoine, 63 ans, chaudronnier, entre le 30 avril 1887 à l'Hôtel-Dieu, salle Saint-Landry nº 15, dans le service de M. Reclus.

Pas d'antécédents morbides.

Il y a un mois environ, après une courbature et un lumbago assez vif, il s'aperçoit de la présence d'une petite tumeur, grosse comme un œuf de pigeon, située dans la rainure interfessière, à 2 centimètres environ en arrière de la marge de l'anus. Le malade éprouve un vive cuisson et une vive douleur à la marche ou dans la station assise. Il met des cataplasmes de farine de lin; au bout de 4 jours, l'abcès s'ouvre spontanément, et il sort une assez grande quantité de pus.

Une fistule s'est organisée dès ce jour, et depuis il s'écoule toujours un peu de pus par cet orifice.

A l'inspection de la région, on aperçoit immédiatement en arrière de la marge de l'anus, dans la rainure interfessière, et empiétant quelque peu sur les plis radiés de l'anus, une petite tumeur oblongue dirigée d'avant en arrière, à surface rougeâtre, affaissée sur elle-même, longue de 2 centimètres, et large de 1 centimètre. Il semble que la peau distendue par le pus a perdu son élasticité primitive, d'où cet aspect flasque et chagriné. Au centre, on voit un petit pertuis. Un stylet introduit dans cet orifice tombe en arrière à 1 centimètre du pertuis sur un cul-de-sac. Le stylet est libre dans toute la circonférence de la tumeur où la peau est amincie et décollée. En avant, le stylet se dirige en haut dans une étendue de 4 centimètres, et y rencontre le doigt que l'on a préalablement introduit dans l'anus, mais en est séparé par l'épaisseur de la muqueuse. Le doigt sent tout le long du décollement le stylet qui aboutit à un cul-de-sac sous-muqueux, à environ 3 centimètres de l'orifice anal. Çà et là on sent entre le doigt et le stylet une certaine résistance, une certaine induration due à du tissu de sclérose, mais le stylet est très nettement en dedans du sphincter.

Grâce à l'obligeance de notre maître M. Reclus, nous opérons ce malade le 8 mai.

Nous sectionnons au thermo-cautère notre fistule borgne préalablement transformée en fistule complète, et nous en cautérisons les parois. La plaie lavée avec une solution de sublimé est pansée avec une éponge enveloppée de gaze iodoformée, introduite dans l'anus et maintenue par un bandage en T. On donne au malade un peu d'extrait thébaïque pour immobiliser l'intestin.

La plaie se cicatrise bien quand une diarrhée réitérée et persistante vient entraver la cicatrisation. Du reste le malade est peu docile et marche une partie de la journée.

Sorti le 12 juillet, complètement guéri.

OBSERVATION IX (personnelle).

*Fistule intra-sphinctérienne.*

A. Edmond, 59 ans, entre le 11 mai 1887, dans le service de la Clinique chirurgicale de l'Hôtel-Dieu, salle Saint-Landry, nº 41, se plaint de perdre du pus par un petit trajet fistuleux, situé au pourtour de l'anus.

Homme obèse, n'a jamais été malade ; a eu, il y a 35 ans, un abcès froid dans la région lombaire dont on a retiré un demi-litre de pus, a depuis 2 ans une hernie ombilicale, suite d'un effort, le malade ayant voulu soulever une barrique à bras-le-corps.

Il a depuis 20 ans des hémorrhoïdes qui laissent échapper de temps à autre du sang noir, surtout après quelques libations.

Quinze jours avant son entrée, il a senti dans la rainure inter-fessière en arrière de l'anus une petite saillie grosse comme un petit pois ; 5 jours après, à la suite d'une marche assez longue, l'abcès s'est ouvert ; il est sorti une certaine quantité de pus, et depuis, l'écoulement n'a pas cessé.

A son entrée, on trouve à 2 centimètres en arrière de la marge de l'anus, dans la rainure interfessière, un petit orifice qui conduit dans un trajet fistuleux long de 3 c. 1/2 et se dirige en avant et en haut, sous la muqueuse de l'anus, et un petit décollement cutané de 1/2 centimètre en arrière. Cette fistule, intra-sphinctérienne, ne présente pas d'orifice interne. La peau est un peu rouge, l'orifice externe est assez net.

Depuis la formation de cet abcès, les hémorrhoïdes coulent un peu moins que d'habitude.

Le malade étant placé dans une position favorable, on passe un stylet dans le trajet de la fistule, on perfore la muqueuse en dedans avec l'extrémité du stylet, et on coupe le pont cutanéo-muqueux au thermo-cautère. On cautérise les surfaces du trajet au thermo, et on panse avec une éponge iodoformée. On donne un peu d'opium dans la journée pour immobiliser l'intestin.

Sorti le 18 mai, le malade revient se faire panser tous les jours. Le dernier pansement est fait le 31 mai. Le malade est complètement guéri.

OBSERVATION X (personnelle).

*Fistule intra-sphinctérienne.*

M. Marie, 22 ans, couturière, entrée le 16 mai 1887, à l'Hôtel Dieu, salle Notre-Dame, n° 11.

Pas d'antécédents; n'a jamais été malade.

Il y a six mois, elle sent à droite de l'anus une petite saillie qui grossit de plus en plus, devient rouge, chaude et douloureuse, et atteint les dimensions d'un œuf de pigeon. On met de l'onguent napolitain belladoné et des cataplasmes, et, au bout de quelques jours, l'abcès s'ouvre de lui-même en dedans et il en sort une grande quantité de pus. Les phénomènes s'amendent très-vite. La station assise et la défécation qui étaient très douloureuses ne le sont plus, et la malade se croit guérie.

Cinq mois après, un autre abcès se reforme au même endroit; les phénomènes douloureux sont encore plus accentués que la première fois. La défécation est très pénible, et la malade ne peut rester ni debout, ni assise. L'abcès s'ouvre spontanément le 13 mai; la malade rentre à l'Hôtel-Dieu le 16.

A son entrée, on constate à 3 centimètres à droite de l'anus un petit orifice de 2 millimètres de diamètre environ, qui aboutit à un trajet fistuleux qui se dirige transversalement vers l'anus et décolle la muqueuse au niveau du sphincter. Le stylet introduit dans la fistule ressort à travers la muqueuse, par un orifice interne situé à un centimètre au-dessus du sphincter.

La malade est opérée le 24 mai. Chloroforme. On sectionne le pont cutanéo-muqueux au thermo-cautère qu'on passe ensuite sur les surfaces, et on panse avec une éponge recouverte de gaze iodoformée. La malade va bien, et fin juin, la cicatrisation était complète.

Méloche. 5.

OBSERVATION XI (personnelle).

*Fistule intra-sphinctérienne.*

V..., Adrien, 42 ans, charcutier, entré le 8 juin 1887, salle
Saint-Landry, n° 30.

Bonne santé habituelle ; père et mère se portent bien ainsi
que quatre sœurs.

Le malade, qui va aux halles, marche de 3 heures du matin à
3 heures de l'après-midi, et porte de lourdes charges. Il y a
4 mois, il a eu de la diarrhée pendant quelques jours.

Vers fin février, il a remarqué un petit bouton à la marge
de l'anus qui le gêne un peu. Il met au bout de quelques jours
des cataplasmes et prend des bains de siège. Voyant que, loin
de disparaître, il s'est formé une petite tumeur très douloureuse, rouge et chaude, qui donne lieu à quelques élancements,
il fait venir le 19 mars son médecin ; celui-ci incise la tumeur
dans le point déclive, et il sort une certaine quantité de pus ; il
ordonne des cataplasmes et des bains de guimauve. Le malade
garde le lit pendant 8 jours, après quoi toute douleur et toute
inflammation ayant disparu, il se remet au travail. Huit jours
après, il est obligé, par suite d'un nouvel abcès formé in situ,
de garder le lit ; sous l'influence des cataplasmes, l'abcès
s'ouvre au niveau de la première incision et tout semble terminé. Il eut ainsi deux autres récidives. Enfin il y a 15 jours,
le médecin ordonne des injections et des compresses phéniquées, puis, au bout de quelques jours, de la gaze iodoformée.
Depuis trois mois, le malade prend tous les jours des bains de
siège.

De guerre lasse, voyant que la cicatrisation ne se produisait
pas, le malade entre à l'hôpital.

Nous trouvons à l'inspection du malade, à 2 centimètres en
avant et en dehors de l'anus, une induration très prononcé
au centre de laquelle on aperçoit un orifice dirigé d'avant en
arrière, long de 5 millimètres, trace de l'incision faite il y a

deux mois et demi. Le stylet introduit par cet orifice se dirige en haut et en arrière dans une étendue de 5 centimètres. Le doigt, préalablement introduit dans l'anus, est séparé du stylet par une induration scléreuse de la muqueuse, mais on le sent très nettement entre le sphincter et la muqueuse. Pas d'orifice interne. Nous avons donc une fistule sous-tégumentaire borgne externe. Opéré le 15 juin ; on fait au pourtour de l'anus 3 injections de chlorhydrate de cocaïne à 1 p. 100 ; un pinceau imbibé de la même solution est mis en contact pendant quelques instants avec la muqueuse rectale. Le stylet enfoncé par l'orifice externe perfore la muqueuse rectale et est ramené au dehors· L'incision du pont cutanéo-muqueux faite au thermo-cautère, n'est pas sentie par le malade non plus que la cautérisation du trajet au thermo. Pansement habituel.

Le malade sort le 8 juillet ; la plaie est en pleine cicatrisation ; il revient se faire panser tous les jours. Fin juillet, tout est terminé. Le malade a toujours très bien retenu ses matières, le sphincter n'ayant pas été sectionné.

### OBSERVATION XII (personnelle).

#### Fistule intra-sphinctérienne.

D..., Léon, 60 ans, journaliste, entré le 1er juillet 1887, salle Saint-Landry, n° 36.

A eu des hémorrhoïdes. Il y a huit mois environ, après une constipation opiniâtre, il sentit à droite de l'anus une petite grosseur qui s'ouvrit dans un effort violent de défécation ; il sortit du sang et du pus et, depuis, il n'a cessé de couler toujours un peu de pus.

Nous trouvons à 2 centimètres en avant et à droite de l'anus un petit orifice ; le stylet introduit dans cet orifice se dirige en arrière et en dedans vers l'anus et décolle la muqueuse sur une hauteur de 2 centimètres.

Opéré le 20 juillet, on fait 4 injections d'une 1/2 seringue de

cocaïne à 5 p. 100 autour de l'anus, et on opère au thermo-
cautère. Le malade n'a absolument rien senti. Pansement
comme de coutume.

La fistule est à peu près guérie quand, vers fin août, une
poussée eczémateuse se propage à l'anus et retarde la guérison
complète de quelques jours. Le 15 septembre, tout est terminé.

### OBSERVATION XIII (personnelle).

*Fistule intra-sphinctérienne.*

C..., Guillaume, 27 ans, cordonnier, entré le 15 juillet, salle
Sainte-Vierge, n° 16.

Pas d'antécédents ; n'a jamais été malade.

Il eut au mois de novembre 1886, un petit abcès à 2 centimètres environ à gauche et en avant de l'anus, douloureux à la
pression et à la marche. Cet abcès est ouvert en décembre ; il
en sort un peu de pus ; il met des cataplasmes qu'il cesse au
bout de quelques jours. Depuis il coule toujours un peu de
pus et il a persisté une petite induration au niveau de l'abcès
primitif.

On trouve au niveau de l'orifice à 2 centimètres à gauche et
en avant de l'anus une petite induration de 2 centimètres de
diamètre ; le stylet pénètre dans un trajet fistuleux et se dirige
vers l'anus ; il remonte au-dessous de la muqueuse en dedans
du sphincter. La pression exercée sur la muqueuse fait sortir
un peu de pus par l'orifice externe. Pas d'orifice interne.

Opéré le 21 juillet au bistouri. La plaie se cicatrise rapidement. Sorti le 15 août, il revient se faire panser pendant
quelques jours.

### OBSERVATION XIV (personnelle).

*Fistule intra-sphinctérienne.*

V... Thomas, 28 ans, employé de chemin de fer, entré salle
Sainte-Vierge, n° 50, le 22 août 1887.

A eu dans le courant de juin un abcès gros comme une noix à gauche de l'anus ; peu de douleur à la défécation. L'abcès s'est ouvert au bout de quelques jours sous l'influence de cataplasmes. Depuis il sort toujours un peu de pus. Un stylet introduit par l'orifice situé à 2 centimètres à gauche de la marge de l'anus, remonte à une hauteur de 3 centimètres, le long du rectum; pas d'orifice interne ; fistule sous-cutanéo-muqueuse. Opéré le 10 septembre ; sorti fin octobre, complètement guéri.

### Observation XV (personnelle).

*Fistule intra-sphinctérienne.*

P..., Henri-Léon, 25 ans, maître élémentaire, entré salle Sainte-Vierge, n° 49, le 12 septembre 1887.

Bonne santé habituelle; pas d'antécédents ; hémorrhoïdes. Ce malade n'a pas remarqué d'abcès, mais, depuis quelque temps, il sent des démangeaisons très vives à l'anus. Il présente une petite fistule à trajet simple ; l'orifice externe est situé à 1 centimètre en arrière de l'anus ; le stylet remonte sous la muqueuse à 4 centimètres de hauteur. Opéré le 16 septembre 1887. M. le professeur agrégé Segond, suppléant M. le professeur Trélat, pratique l'avivement, l'incision et la suture. Il enlève les fils le dixième jour, après avoir fait aller le malade à la selle, mais la plaie se désunit ultérieurement. (Extrait du compte-rendu de la Société de Chirurgie du 5 octobre 1887.)

Les premiers jours après l'opération, difficulté de la miction ; on est obligé de sonder le malade. Quelques jours après, il urine normalement.

### Observation XVI (personnelle).

*Fistule intra-sphinctérienne.*

B..., Jules, 18 ans, ouvrier mécanicien, entré le 16 septembre 1887, salle Saint-Jean, n° 20.

Pas d'antécédents.

Au mois de février dernier, petit abcès situé à 2 centimètres, en arrière de l'anus dans la rainure interfessière ; on met des cataplasmes ; l'abcès s'ouvre spontanément ; depuis il n'a cessé de couler un peu de pus.

Vers fin août, l'abcès s'était refermé, et ne donnait plus lieu à aucun suintement, quand le malade a senti de nouveau au siège du premier abcès, une petite saillie chaude, rouge et douloureuse ; l'abcès s'était reconstitué. Incisé, il sort du pus ; le stylet s'enfonce dans une hauteur de 3 centimètres sous la muqueuse, en dedans du sphincter. Pas d'orifice interne.

### OBSERVATION XVII (personnelle).

#### Abcès intra-sphinctérien.

B..., Louis, âgé de 15 ans, entré à l'hôpital Saint-Louis, le 21 septembre 1887.

Ce malade a eu un abcès de la marge de l'anus et en arrière, s'accompagnant de fusées purulentes vers la fesse. Il n'existait pas alors de trajet fistuleux.

Le 27 septembre, on pratique une large incision de l'abcès avec ébarbement des bords ; la muqueuse rectale décollée est incisée dans une étendue de 1 centimètre environ. L'opération a été faite au thermo-cautère.

La cicatrisation s'effectua lentement. Au moment où le trajet allait se fermer, on constata un orifice fistuleux remontant sous la muqueuse à 5 centimètres de l'anus. Cette fistule est en traitement par la méthode d'Allingham (ligature élastique).

### OBSERVATION XVIII (personnelle).

#### Fistule intra-sphinctérienne.

L... Louis, 57 ans, employé d'octroi, entré le 20 septembre 1886, à l'hôpital de la Pitié, salle Michon, n° 36.

Homme très obèse, à des hémorrhoïdes depuis de longues

années. A fait, il y a deux mois, un voyage qui l'a beaucoup fatigué. Il a en une constipation opiniâtre et a senti des démangeaisons très vives à l'anus. Il attribue tout cela à ses hémorrhoïdes et garde le lit pendant [quelques jours. Il reprend ses occupations pendant trois semaines, quand, il y a quinze jours, il est sorti un peu de pus au pourtour de l'anus. Il va voir un médecin qui constate une fistule.

Entré à l'hôpital, on voit à un centimètre en avant de la marge de l'anus, un peu à gauche du raphé médian du périnée, et caché par un paquet hémorrhoïdaire, un petit orifice. Le stylet introduit remonte au-dessous de la muqueuse dans une étendue de 3 centimètres en dedans du sphincter. Le doigt introduit dans l'anus sent la pointe du stylet à travers la muqueuse intacte.

Opéré le 28 septembre. On introduit dans l'anus un tampon imbibé d'une solution de cocaïne. On incise sur la sonde cannelée au bistouri, le trajet fistuleux. Pansement avec de la gaze iodoformée. Le malade a fort peu senti.

Sorti le 15 octobre à peu près cicatrisé.

### OBSERVATION XIX (personnelle).

*Fistule intra-sphinctérienne.*

H... Louise, 32 ans, ouvrière, vient à la consultation externe de la Charité, en octobre 1887.

A eu vers le 14 juillet un abcès à la marge de l'anus, à gauche ; il était gros comme un œuf de poule, très douloureux à la pression, ne permettait ni la marche ni la station assise; la peau, soulevée à ce niveau par le pus, était rouge et chaude et la malade sentait à ce niveau des élancements douloureux.

Ouvert le 25 juillet, il en sort beaucoup de pus ; on met des cataplasmes, la malade garde le lit et l'abcès se referme; au bout de quelques jours il s'ouvre de nouveau, il sort du pus, se referme pour se rouvrir encore une fois vers fin août. Depuis il ne s'est pas refermé.

On trouve à 2 centimètres à gauche de l'anus un petit orifice étroit ; le stylet introduit se dirige vers l'anus en haut et en dedans et décolle la muqueuse dans une étendue de 3 centimètres de hauteur. Pas d'orifice·interne.

Pas d'antécédents. Flueurs blanches. La malade dans son travail reste toujours debout ; le pied gauche exécute un mouvement continu.

### Observation XX (personnelle).

*Fistule intra-sphinctérienne.*

G. Pierre, 57 ans, forgeron, entré le 6 octobre 1887, salle Michon, n° 22.

Aucun antécédent, bonne santé générale. A depuis longtemps des hémorrhoïdes.

A eu il y a huit jours un petit abcès hémorrhoïdaire à la marge de l'anus, à gauche et un peu en arrière. Le malade met des cataplasmes ; l'abcès s'ouvre spontanément le 4 octobre au soir ; il est sorti un peu de pus.

A son entrée à l'hôpital, on voit un paquet hémorrhoïdaire sur le rebord gauche de l'anus, et au pourtour de ce paquet, en arrière et un peu en dedans on trouve un petit orifice par où sort une goutte de pus. Le stylet rencontre un petit décollement de la peau et de la muqueuse et remonte à 3 centimètres de haut. On sent le stylet à travers la muqueuse.

### Observation XXI (personnelle).

*Fistule intra-sphinctérienne.*

G. Ernest, 38 ans, monteur en bronze, entré le 14 octobre 1887, salle Michon, n° 57.

A eu il y a cinq ans à gauche de l'anus un petit abcès qui au bout de quelques jours s'est ouvert spontanément ; l'abcès se referme, puis au bout de quelques temps il se forme *in situ* nu nouveau dépôt purulent. Enfin depuis trois ans, l'abcès ne s'est plus fermé, et il sort toujours un peu de pus.

A 2 centimètres à gauche de l'anus, on voit comme une petite tumeur indurée qui présente à son centre un orifice. Un stylet introduit par cet orifice se dirige vers l'anus, et de là remonte sous la muqueuse qu'il traverse par un orifice interne situé à 2 centimètres et demi au-dessus de l'orifice anal.

Opéré le 21 octobre 1887, le malade est sorti le 23, voulant se faire soigner chez lui.

OBSERVATION XXII (personnelle).

*Fistule intra-sphinctérienne borgne interne.*

V. Marie, couturière, 38 ans, entrée à l'hôpital, le 12 octobre 1887.

A eu au mois de juillet une diarrhée persistante ; elle avait des coliques très vives ; puis une vive douleur au moment des selles. Depuis la diarrhée a cessé, mais les selles sont toujours douloureuses, quand il y a trois semaines la malade sentit à la marge de l'anus une petite saillie qui grossit pendant quelques jours. La peau à ce niveau était rouge, chaude et douloureuse. La malade ne pouvait s'asseoir, et la station debout était également très pénible. Il y a huit jours, la malade remarque un peu de pus dans les selles, et il lui semble que la grosseur extérieure a diminué. Elle entre à l'hôpital.

On voit en arrière de l'anus et un peu à gauche de la rainure inter-fessière une petite tumeur qui partant de la marge de l'anus s'étend jusqu'à 3 centimètres en arrière et a un diamètre transversal de 2 centimètres. La peau est un peu rouge à ce niveau. Faisant suite à cette tumeur on sent un boursoufflement de la muqueuse rectale sur la face postérieure de l'intestin qui remonte à 2 centimètres de haut et aboutit à ce niveau à un orifice interne arrondi grand comme le bout du petit doigt. En pressant sur la saillie de la marge de l'anus, on voit un peu de pus se déposer sur le doigt qui introduit dans l'anus est appliqué contre l'orifice interne.

Opérée le 19 octobre 1887. Chloroforme. On fait au niveau de l'abcès péri-anal une ponction au thermo-cautère, et on incise jusqu'au niveau de l'orifice interne que l'on aperçoit grâce à une valve de Sims qui placée sur la face antérieure du rectum forme miroir. Pansement ordinaire.

La malade sort au bout de trois semaines complètement guérie.

### OBSERVATION XXIII (personnelle).

#### *Fistule intra-sphinctérienne*

W. Charles, 33 ans, interprète, entré le 30 octobre 1887, salle Ste-Vierge, n° 33.

A eu il y a trois semaines un petit abcès gros comme une noix à gauche de l'anus. Il s'est ouvert seul au bout de huit jours. Depuis il n'a cessé de s'écouler du pus. Le malade a remarqué que l'écoulement du pus est plus abondant quand il se livre à à quelques libations.

On voit à gauche, à 1 centimètre de l'anus un petit orifice ; le stylet se dirige en dedans vers l'anus et remonte en haut directement sous la muqueuse à 2 centimètres et demi. Pas d'orifice interne.

Opéré le 5 novembre ; sorti le 8, le malade préférant se faire panser chez lui.

### OBSERVATION XXIV (personnelle).

#### *Fistule intra-sphinctérienne.*

T. Jean-Pierre, 38 ans, vernisseur, entré le 18 octobre 1887, salle Michon, n° 36.

Pas d'antécédents.

A eu, il y a six mois, un petit abcès en arrière de l'anus qui s'est ouvert tout seul, et a laissé écouler du pus, puis il s'est refermé ; au bout de quelques temps, après une constipation opiniâtre, la croûtelle qui s'était formée au niveau de l'orifice externe est tombée, et il est sorti de nouveau du pus. De nouveau, accolement des bords de la plaie. Deux nouvelles récidives depuis; la dernière, il y a trois semaines; depuis il sort toujours un peu pus.

Nous trouvons à 1 centimètre en arrière de l'anus, à gauche et tout près de la rainure inter-fessière, une petite saillie allongée dans le sens antéro-postérieure. La peau est ridée et présente des duplicatures dans le même sens. On aperçoit dans un point excentrique de cette tumeur, dans la partie avoisinant la rainure, un petit orifice ; le stylet introduit se dirige en avant vers l'anus et décolle la muqueuse à 2 centimètres de hauteur. La peau est décollée au niveau de toute la surface des rides de la peau, soit 2 centimètres d'avant en arrière, 1 cent. 1|2 transversalement. Le sphincter est en dehors du décollement sous-cutanéo-muqueux.

Opéré le 28 octobre 1887.

OBSERVATION XXV (personnelle).

*Fistule intra-sphinctérienne*

C. Louis, 30 ans, employé de chemin de fer, entré, le 22 novembre, dans le service de M. le professeur Verneuil.

Pas d'antécédents, bonne santé habituelle ; n'a jamais été malade. Hémorrhoïdes depuis un an et demi.

Il y a un mois et demi, il a senti un peu en arrière de l'anus un petit bouton rouge et douloureux à la pression situé au milieu de paquets hémorrhoïdaires. La douleur s'est calmée quelques jours après et il est sorti un peu de pus. Depuis un mois, il sort de temps à autre quelques gouttes de pus qui tâchent sa chemise.

Ce malade marche beaucoup et est toujours debout dans son travail. Il se plaint de cuissons très vives et de douleur pendant la marche. Il a remarqué que les phénomènes douloureux s'exaspéraient quand le pus cessait de couler et qu'ils s'amendaient au contraire avec la réapparition du pus.

Nous trouvons en arrière de l'anus et un peu à gauche de la rainure inter-fessière un petit bouton faisant saillie, situé entre deux paquets hémorrhoïdaires, et au centre de ce bouton un petit orifice. Le stylet introduit s'enfonce directement en haut à 5 centimètres, en dedans du sphincter et sous la muqueuse.

### Observation XXVI (personnelle).

#### Fistule intra-sphinctérienne

R. Alphonse, 46 ans, venu à la consultation de l'hôpital Saint-Louis.

Pas d'antécédents morbides. A depuis 20 ans des hémorrhoïdes qui de temps à autre donnent lieu à un petit écoulement sanguin. Depuis deux mois, elles n'ont pas donné de sang, mais le malade a senti à 1 centimètre en arrière de l'anus un petit bouton qui ne l'a du reste pas fait souffrir. Au bout de quelques temps, ce bouton s'est ouvert, et il en est sorti un peu de pus ; depuis cet homme trouve sur sa chemise de petites gouttelettes de pus. Orifice à 1 cent. en arrière de l'anus ; le stylet introduit se dirige directement en haut sous la muqueuse rectale qu'il décolle dans une étendue de 3 cent. Le doigt introduit dans l'anus sent le stylet tout le long du trajet. Ligature élastique.

### Observation XXVII (personnelle).

#### Abcès intra-sphinctérien

M. Désirée, 25 ans, passementière, entre à l'hôpital, le 15 octobre 1887, pour un volumineux abcès de la fesse. Il y a 10 jours, elle ressent à la marge de l'anus quelques élancements douloureux, puis la douleur devient de plus en plus vive, la malade ne peut plus vaquer à ses occupations habituelles, elle est obligée de garder le lit.

A son entrée à l'hôpital, elle présente à droite une masse bombée, rouge, très douloureuse  la pression, qui s'étend des grandes lèvres en avant jusqu'au coccyx en arrière,et va transversalement de l'anus à l'ischion. En enfonçant le doigt dans le ectum, on sent en arrière sous la muqueuse une légère fluctuaion qui se transmet au doigt posé sur le périnée ; on sent aussi sur la fesse une fluctuation évidente.

C'est alors qu'on fait une boutonnière à la muqueuse rectale; il s'écoule un peu de pus. et la malade se sent soulagée ; les élancements disparaissent, et les douleurs s'amendent un peu, Mais au bout de cinq jours,l'abcès s'ouvre pendant la nuit au niveau de la fesse droite. Il s'écoule beaucoup de pus, et deux jours après, nous constatons à 2 cent. à droite de l'anus et un peu en avant,un vaste orifice à bords décollés long de 2 cent. 1[2, large de 1 cent. 1[2, et en dehors de cet orifice, un autre petit pertuis de 2 mm. de diamètre environ ; en avant, en arrière de ces orifices sont de larges décollements de la peau. Le stylet introduit par l'un de ces orifices communique dans l'autre ; en le dirigeant en haut et en arrière, on arrive sous la muqueuse rectale décollée dans une hauteur de 3 centimètres au-dessus du sphincter ; le stylet passe en dedans du sphincter.

A ce moment les phénomènes inflammatoires ont disparu ; on ne retrouve plus ni rougeur, ni chaleur de la peau, la malade ne ressent plus aucun mal.

La malade a été opérée de sa fistule.

OBSERVATION XXVIII (personnelle).

*Fistule intra-sphinctérienne*

T. Angélina, mécanicienne, 35 ans, bonne santé habituelle.

A eu, il y a trois mois, sans cause appréciable, à gauche de l'anus un abcès gros comme un œuf ; la peau était rouge et chaude, les douleurs à la moindre pression très vives ; elle fut obligée de garder le lit.

L'abcès a été ouvert ; il est sorti du pus en certaine quantité. Depuis il ne s'est jamais refermé; il sort toujours quelques gouttes de pus.

On trouve à gauche de l'anus, et à 2 cent. un orifice; un stylet introduit s'enfonce à une hauteur de 4 cent., le doigt intra-rectal sent sous la muqueuse et en dedans du sphincter, le stylet pendant tout le cours de son trajet.

OBSERVATION XXIX (personnelle).

*Abcès intra-sphinctérien.*

D.... Arthur, 32 ans, serrurier.

Bonne santé habituelle. A reçu il y a trois mois un coup de pied dans le fondement.

Quelques jours plus tard, le malade sent des élancements douloureux dans la région anale ; puis une petite tumeur se forme à droite de l'anus, la peau est chaude et très douloureuse à la moindre pression. Le malade est obligé de se coucher : il met des cataplasmes, et au bout de deux jours, l'abcès s'ouvre spontanément; il s'écoule un peu de pus.

Notre homme se croit guéri. Enfin toute douleur avait disparu, et l'abcès s'était rebouché. Mais deux fois depuis, i s'est reformé une collection purulente au même siège.

La troisième fois, nous voyons ce malade qui présente à droite de l'anus une petite tumeur s'étendant de deux cent. à droite jusqu'à l'orifice anal. La peau est rouge et amincie à ce niveau. On sent de la fluctuation manifeste, en enfonçant le doigt dans le rectum, on sent à droite la muqueuse tuméfiée. En pressant sur cette muqueuse, le doigt placé sur la tumeur sous-cutanée est soulevé par un flot et vice versa.

On incise la tumeur, et le stylet s'enfonce à une hauteur de trois cent. sous la muqueuse. Il est en dedans du sphincter.

### OBSERVATION XXX.

*Fistule intra-sphinctérienne tuberculeuse.*

P. Reclus. Cliniques chirurgicales de l'Hôtel-Dieu.

J'ai opéré, dit M. Reclus, d'une fistule un avocat de 29 ans, grêle, frêle et que le professeur Potain suspecte de tuberculose pulmonaire. Son histoire est des plus instructives. Il y a plus de douze ans, un abcès lui vient, auprès de l'orifice anal ; un médecin, appelé, pratique une incision à la manière de Foubert, et du pus s'écoule en abondance. Au bout de quelques jours, on croyait toucher à la guérison, mais la cicatrisation était illusoire ; depuis cette époque il ne compte plus les collections puriformes qui se sont fermées et ouvertes. Le procédé de Foubert avait donc échoué et j'ai dû inciser la fistule. Au cours de mon intervention, j'ai reconnu que le trajet, sous-muqueux, en dedans du sphincter, était tapissé de bourgeons suspects et de dépôts caséeux que nous avons détruits. A cette heure notre opéré est guéri.

### OBSERVATION XXXI. (Personnelle.)

*Fistule extra-sphinctérienne tuberculeuse.*

M. Alexandre, 35 ans, imprimeur, entré le 21 avril 1887 dans le service de M. Reclus, à l'Hôtel-Dieu.

Antécédents : père mort par accident, frère mort par affection pulmonaire, la mère a une bronchite chronique.

Ce malade a eu il y a six ans une fièvre typhoïde légère ; en 1886, il eut quatre abcès alvéolo-dentaires qui se sont ouverts dans la bouche et un adéno-phlegmon suite de carie dentaire qui s'est ouvert à l'extérieur. Il tousse depuis longtemps : n'a jamais craché le sang ; sueurs nocturnes, a maigri depuis quelques mois. A l'auscultation, au sommet droit, un peu de submatité ; diminution notable du murmure vésiculaire, expiration prolongée ; rien à gauche.

Dans le courant de janvier 1887, il s'est aperçu qu'il avait à la marge de l'anus et en arrière un abcès qui, d'abord de la grosseur d'un pois a augmenté de plus en plus, et au bout de 12 jours, était gros comme un œuf de pigeon, il était à cheval sur la rainure inter-fessière et débordait surtout sur la fesse droite.

Deux fois par jour le malade prenait des bains de siège avec de l'eau de guimauve et mettait pendant la nuit des cataplasmes de farine de lin. Il souffrait beaucoup, ne prenait que du lait et du bouillon : il eut même un peu de fièvre, langue saburrale. La station assise était impossible ; il écartait les jambes pour marcher ; vifs élancements au siège du mal. Ni les selles, ni la miction ne sont douloureuses ; ce n'est que pour se baisser qu'il éprouve une très vive douleur par suite de la tension de la peau.

Il attribue cet abcès à une fatigue excessive, il est resté souvent 48 heures sans se coucher, il marche beaucoup dans son atelier et porte même d'assez lourds fardeaux.

Enfin, le douzième jour, l'abcès s'ouvrit spontanément et il en sortit une grande quantité de pus. Le malade se sent très soulagé, l'anorexie et les symptômes généraux disparaissent ainsi que les douleurs locales, et au bout de quelques jours il se croit guéri. Mais il s'écoule toujours un peu de pus, et trois semaines après, le malade s'aperçoit qu'il a deux petits orifices au niveau de l'abcès primitif. Les orifices ne se sont jamais bonchés et ont toujours laissé couler du pus.

Enfin le malade entre à l'hôpital le 23 avril. Examiné le lendemain, nous trouvons dans la rainure inter-fessière à deux cent. en arrière de l'anus, un orifice assez petit, et à deux cent. en dehors de la rainure sur la fesse droite un orifice irrégulier de la dimension d'une pièce de 20 centimes environ, à bords décollés, amincis et violacés. Ces deux orifices communiquent entre eux, et on trouve autour de celui situé à droite un décollement circulaire de 1 cent. 1/2 ; la peau à ce niveau est d'un rouge violacé. Un stylet introduit dans l'orifice situé dans la rainure se dirige directement en haut, dans une direction à peu près parallèle au rectum dans une hauteur de cinq cent. Le doigt introduit dans le rectum ne sent pas le stylet, pas d'orifice interne.

Enfin en avant de l'anus on trouve un petit orifice à trajet sous-cutané se dirigeant vers l'anus.

Le 11 mai, le malade est opéré sous le chloroforme. Une sonde cannelée introduite dans l'orifice de la rainure est dirigée en haut et poussée à la rencontre du doigt introduit dans l'anus. Un orifice interne est créé avec le bec de la sonde que l'on ramène ensuite en dehors de l'anus. Le sphincter est en dedans de la sonde, c'est donc bien une fistule extra-sphinctérienne. On sectionne au thermo-cautère le pont cutanéo-musculaire, ainsi que les trajets fistuleux sous-cutanés situés en avant et en arrière de l'anus. On touche au thermo les surfaces de section. Pansement avec l'éponge iodoformée.

Les jours qui ont suivi l'opération, le malade ne peut uriner, ténesme vésical, envie fréquente d'uriner. On est obligé de le sonder pendant quinze jours, deux ou trois fois par jour. Dans les derniers jours, le malade urine bien dans la journée, ce n'est que le matin après le pansement qu'on est obligé de le sonder.

La plaie se cicatrise lentement.

25 juillet : plaie large comme une pièce de cinquante centimes. Le malade a un peu de diarrhée ; il retient difficilement les matières liquides ; cependant il a le temps, s'il est levé, d'aller aux cabinets. Couché, il les retient très bien.

Sorti le 28 juillet pour Vincennes ; la plaie est à peu près cicatrisée.

Etat général amendé très favorablement ; le malade ne tousse plus, plus de sueurs nocturnes.

### Observation XXXII. (Personnelle.)

*Abcès de la fosse ischio-rectale ou extra-sphinctérien tuberculeux.*

F. (Louis), 43 ans, porteur aux halles, entre le 10 août 1887,

Méloche.                                                                    6

salle Saint-Landry, n° 22. Cet homme, tuberculeux, à la troisième période est profondément cachectisé. Il remplit tous les
jours un plein crachoir de pus ; sueurs nocturnes intenses, pas
de diarrhée. Il vomit tous les jours. Souffle amphorique aux deux
sommets avec gargouillement.

Il y a 15 jours, il a senti une sensation de pesanteur dans la
fesse gauche ; une grosseur s'est développée à 5 centimètres de
l'anus ; la peau est chaude, et rouge ; les parties sont douloureuses. Le doigt introduit dans l'anus ne perçoit aucune fluctuation, et la main exerçant une assez vive pression sur la fesse
gauche ne transmet aucune sensation de flot au doigt de l'anus.
La sensation de fluctuation est même difficile à percevoir au
niveau de la fesse. On ne trouve rien dans l'anus, ni tissu sclé-
rosé, ni décollement de la muqueuse.

On fait, vu les accidents généraux graves du malade, le soir
même de l'entrée une large incision au bistouri ; il sort de la
cavité ischio-rectale un grand verre de pus grumeleux et épais,
puis on bourre la poche de gaze iodoformée.

Le malade succombe le 16 août dans le marasme.

### Observation XXXIII (personnelle).

*Abcès de la fosse ischio-rectale ou extra-sphinctérien.*

S. Célina, couturière, 48 ans, entrée le 4 novembre 1887 à la
clinique de l'Hôtel-Dieu, salle Notre-Dame, n° 14.

Pas d'antécédents ; quelques glandes dans sa jeunesse. Métror-
rhagies il y a neuf ans. Depuis quelques mois, règles très douloureuses.

Vers le 21 octobre, la malade éprouve une sensation de pesanteur à la fesse gauche ; il lui semble qu'elle sent profondément
sous la peau de petites grosseurs dures et éloignées, mais sans
rougeur ni saillie apparente à la peau. Elle ressent de vives
douleurs dans la station debout ou assise ; elle est obligée de se
coucher sur le côté sain pour ne pas souffrir. Elle met des cataplasmes, et garde le lit.

Au moment des règles qui arrivent le 28 octobre, la malade se sent un peu soulagée ; elles durent trente-six heures, mais après, les douleurs deviennent très vives et tous les symptômes s'aggravent. La langue est saburrale et sèche, l'anorexie est complète, la fièvre assez vive. La malade entre à l'hôpital.

On ne perçoit sur la fesse gauche que de l'empâtement sauf en un point très limité où se trouve une petite saillie, une légère fluctuation, et une rougeur disséminée en avant et en arrière du même côté. Le doigt enfoncé dans le rectum ne sent rien, ni saillie, ni dépression de la muqueuse, ni aucune fluctuation. En pressant sur la fesse gauche, et même sur le petit point fluctuant, le doigt du rectum ne perçoit rien, et les pressions exercées alternativement sur la fesse ou dans le rectum ne se transmettent pas d'une région à l'autre.

La malade est endormie au chloroforme le 5 novembre. On fait une incision au thermo-cautère, et l'on trouve au-dessous des aponévroses superficielles dans la fosse ischio-rectale, une vaste collection purulente fusant en avant jusqu'au niveau des grandes lèvres, et en arrière au-dessus du grand fessier, et s'étendant en dehors vers l'ischion ; il s'écoule du pus en grande quantité. On fait une large section d'avant en arrière, des grandes lèvres au coccyx, à gauche du raphé, et une incision perpendiculaire à la première, transversalement en dehors de 3 centimètres d'étendue.

OBSERVATION XXXIV (personnelle).

*Fistule extra-sphinctérienne, suite d'abcès de la fosse ischio-rectale.*

B. Charles, 63 ans, entré le 21 octobre 1887, salle Sainte-Vierge, n° 50.

A eu, il y a six ans, en avant et à gauche de l'anus pendant un séjour à Arcachon un abcès profond et très douloureux qui a été incisé au point le plus déclive et traité pendant plus d'un mois par des lavages phéniqués et un pansement antiseptique, il s'écoule du pus pendant quatre mois ; enfin l'abcès s'est bouché.

En avril 1886, il eut au même niveau un gros abcès qui s'est ouvert tout seul ; sous l'influence de lavages phéniqués, il s'est refermé trois mois après.

Enfin il y a un mois, troisième abcès à la marge de l'anus qui s'est ouvert spontanément. Depuis il sort toujours un peu de pus.

Nous constatons sur la fesse gauche, et vers la ligne bi-ischiatique un orifice laissant passer facilement le stylet qui remonte le long de la paroi du rectum à gauche, en dehors du sphincter, et un vaste décollement de la peau en arrière et à gauche. Un orifice est situé à droite de la rainure interfessière à 2 centimètres en arrière de l'anus, qui communique avec le décollement décrit plus haut, et qui à droite remonte au pourtour de l'anus, et jusque sous la muqueuse.

Opéré le 2 novembre ; on transforme la fistule borgne-externe en fistule complète, le sphincter est sectionné. On incise les autres décollements.

Le 29 novembre, je le revois ; la cicatrisation marche bien. Le malade commence à retenir les matières, même liquides.

### Observation XXXV (personnelle).

*Abcès sous-cutané ou sous-sphinctérien de nature tuberculeuse.*

A. Berthe, 19 ans, couturière, est entrée le 1er juin 1887, salle Notre-Dame, n° 1.

Il y a deux mois, elle a senti une vive douleur à la région anale, et une grande difficulté pour aller à la selle. La malade ne peut rester assise, elle est obligée de se coucher. Elle est très constipée, et les selles sont très douloureuses. Il y a vingt-cinq jours, après une purgation la malade s'aperçoit qu'il y a du pus dans les selles. Elle sentait les jours précédents dans le décubitus dorsal une sorte de fluctuation au niveau de l'anus. Depuis on lui donne plusieurs purgations, et il sort à chaque selle un peu de pus.

A son entrée on voit tout auprès de l'orifice marginal à gauche, un orifice irrégulier à bords déchiquetés et de teinte blafarde dans lequel pénètre la pulpe de l'index. Ce doigt introduit s'en va en dehors sous la peau dans un trajet de 4 à 5 centimètres. Vers l'anus existe aussi un petit décollement qui s'arrête au niveau du sphincter externe. Le sphincter est très faible et se laisse très facilement distendre. Quand on introduit le doigt dans l'anus, on n'éprouve aucune résistance au niveau du sphincter. Section du trajet fistuleux au thermo-cautère, et cautérisation au thermo également, du fond de la fistule qui est fongueux, on sectionne les bords flottants de la fistule. Pansement avec une éponge iodoformée. On donne les premiers jours une pilule d'extrait thébaïque chaque jour.

Le père de la malade est mort de cause inconnue. Un oncle paternel a succombé à une affection pulmonaire ; un cousin de la mère est mort d'une maladie de même nature. Notre malade tousse et crache depuis longtemps ; elle sue la nuit ; les sommets sont douteux.

La cicatrisation marche très lentement ; elle est en voie de guérison quand la malade atteinte de fièvre typhoïde passe en médecine.

L'évolution lente de cet abcès qui met plus d'un mois à s'ouvrir, les antécédents et l'état de santé de la malade, la lente cicatrisation de la plaie, tout nous porte à en faire un abcès tuberculeux.

Revue après sa fièvre typhoïde, la guérison est complète.

OBSERVATION XXXVI (personnelle).

*Abcès sous-cutanés multiples ou sous-sphinctériens tuberculeux.*

D. Louise, 19 ans, couturière, entrée le 6 juin 1887, salle Notre-Dame, n° 20.

Son père est mort d'une affection pulmonaire et sa mère d'une fluxion de poitrine. La malade a eu, il y a cinq ans une fièvre typhoïde à la suite de laquelle elle a beaucoup grandi. Depuis cette époque elle a toujours été fatiguée, et aujourd'hui elle est faible et anémique. Elle n'a jamais craché le sang et tousse peu, elle a des palpitations, des bourdonnements d'oreilles, de l'ano- rexie, et assez souvent des vertiges. Etat d'anémie prononcé ; bruits vasculaires, rien au cœur, pas de troubles de la mens- truation. Un peu de submatité aux sommets, expiration un peu prolongée.

A la suite de sa fièvre typhoïde, pendant sa convalescence, la malade a eu un abcès dans la rainure interfessière, à 2 centi- mètres en arrière de l'anus. La malade qui gardait le lit n'en a que peu souffert. L'abcès s'est ouvert tout seul, et il en est sorti une certaine quantité de pus ; l'orifice s'est ensuite oblitéré, et la peau a repris son aspect normal. Ce n'est qu'il y a un mois et demi que cet abcès s'est rouvert, et qu'il en est sorti du pus. La malade ressentit alors de vives douleurs dans la région de l'anus elle ne pouvait marcher, ni s'asseoir ; les selles étaient très dou- loureuses.

En même temps, elle vit apparaître de chaque côté de l'anus une petite tumeur saillante ; la peau devint rouge et chaude. Le premier abcès s'est formé à gauche et a été ouvert il y a un mois avec une aiguille ; il en est sorti beaucoup de pus. Quatre jours après, un autre abcès se montrait à droite qui fut ouvert par un médecin et soumis à des lavages antiseptiques. Il en est sorti du pus et du sang. Au bout de quelques jours, il n'y avait plus de saillie de la peau, la douleur avait disparu, et la malade se croyait guérie. Toutefois peu après l'abcès gauche qui s'était obturé, grossissait de nouveau, s'ouvrait et depuis il n'a cessé de s'écouler du pus. A droite l'abcès ne s'est jamais complètement bouché. Des deux côtés, la rougeur de la peau avait persisté.

A son entrée à l'Hôtel-Dieu, nous constatons :

1° Au niveau de l'extrémité inférieure du sacrum, une fistule congénitale sacro-coccygienne, à bords non irrités, de 2 centi- mètres de profondeur, borgne-externe ;

2° A 3 centimètres en arrière de l'anus, dans la rainure, un orifice de fistule borgne externe, à trajet dirigé vers l'anus, et dont le cul-de-sac s'arrête au pourtour de l'anus. Le long de ce trajet fistuleux, on sent à la pression des noyaux indurés, traces d'une inflammation de longue date.

3° De chaque côté de l'anus, la peau est rouge dans une circonférence de 4 centimètres de rayon.

A gauche, sur la ligne bi-ischiatique, à 3 centimètres de l'anus, un orifice bouché par une croûtelle qui enlevée permet au stylet de constater un décollement périphérique de 3 centimètres de rayon en arrière, en dedans et en dehors et qui se limite en dedans à la marge de l'anus. En avant, le décollement est moins étendu, et à sa limite est une tumeur rouge, molle et fluctuante, abcès de nouvelle formation.

A droite également sur la ligne bi-ischiatique, deux orifices, l'un à 3 centimètres, et l'autre à 2 centimètres de l'anus, communiquent entre eux ; il existe autour d'eux un vaste décollement périphérique qui aboutit en dedans à la marge de l'anus.

Ces deux abcès latéraux communiquent par des prolongements fistuleux avec l'abcès postérieur.

On opère la malade le 20 juin, sous le sommeil chloroformique. A gauche, incision de l'orifice à l'anus, puis on débride les culs de sac en avant, en arrière et en dehors. A droite longue incision antéro-postérieure et rayon vers l'anus. Les incisions sont faites au thermo-cautère qui sert également à cautériser.

L'orifice postérieur a été compris dans le prolongement de ces incisions. Les trajets fistuleux étaient remplis de fongosités.

Cicatrisation très lente, plaie atone qu'on est obligé de toucher de temps en temps au thermo-cautère pour lui donner un peu de vitalité.

Sortie le 28 août, complètement guérie. Un peu de rétraction de la peau au pourtour de l'anus. Etat général très amélioré.

OBSERVATION XXXVII (personnelle).

*Abcès sous-cutané ou sous-sphinctérien.*

M. Gabriel, 20 ans, entré le 30 juin 1887, salle Sainte-Vierge. no 29, à la Charité.

Pas d'antécédents, père mort par accident.

Il y a un mois, il a senti à la marge de l'anus une saillie rouge, chaude, douloureuse à la marche ou dans la station assise. Les selles ne sont pas douloureuses. Un médecin ouvre cet abcès, et il en sort une grande quantité de pus.

A son entrée à l'hôpital, on trouve à 2 centimètres à gauche de l'anus un orifice autour duquel la peau présente une coloration rouge et est décollée dans une étendue de 3 centimètres d'avant en arrière : transversalement, le décollement s'étend jusqu'à l'orifice anal ; la muqueuse n'est pas soulevée.

Incision le 2 juillet au bistouri le long du trajet fistuleux. Plaie atone, on est obligé de couper de chaque côté les bords de la peau décollée ; la plaie bourgeonne peu à peu, le malade part pour Vincennes. A son retour la plaie est à peu près cicatrisée. Quelques pansements achèvent la guérison.

OBSERVATION XXXVIII (personnelle).

*Abcès sous-cutané ou sous-sphinctérien*

A. Théophile, 23 ans, garçon de magasin. Pas d'antécédents héréditaires ; a eu dans son enfance des adénites et des maux d'yeux ; rien aux sommets.

Il y a huit jours, il a vu paraître sur le bord droit et à 1/2 centimètre du raphé médian du périnée, à 3 centimètres en avant de l'anus, une légère tuméfaction, très douloureuse qui l'empêche de s'asseoir. La peau à ce niveau est rouge et chaude. Le malade attribue cet abcès à ce qu'il frotte les parquets.

Il entre salle Saint-Landry, no 42, le 11 août. Le soir de son arrivée, pendant la nuit, l'abcès s'ouvre et il sort un peu de pus mêlé de sang. On voit au milieu d'un tissu enflammé un petit orifice. Le stylet introduit se dirige, en arrière, jusqu'à 1 centimètre de l'anus et, en avant, rencontre un petit décollement d'un 1/2 centimètre de long. En dedans, le stylet s'enfonce jusqu'au raphé. La rougeur s'arrête aux limites du décollement. Le malade est opéré sur le champ. On sectionne la peau sur tout le trajet du décollement au thermo-cautère. Le malade sort le 17 août complètement guéri.

OBSERVATION XXXIX (personnelle).

*Abcès sous-cutanés multiples ou sous-sphinctériens.*

G..., Pierre, 55 ans, journalier, entré à l'hôpital le 18 août 1887.

A eu, il y a six mois, de chaque côté de l'anus un abcès gros comme un œuf de poule ; la peau était distendue, rouge, chaude, douloureuse ; le malade ne pouvait rester ni assis ni debout. Ces abcès se sont ouverts spontanément au bout de quelques jours, puis ils se sont bouchés, non sans donner lieu à une induration persistante. Puis d'autres abcès ont apparu en avant des premiers, qui se sont ouverts et ont donné lieu à des trajets fistuleux externes superficiels qui ont été opérés le 26 août au thermo-cautère. Le 26 septembre, on aperçoit un nouvel abcès à gauche, qui s'ouvre seul. On a une vaste surface lardacée, avec de l'induration disséminée çà et là. Rien dans l'anus. Sorti le 2 octobre, pour Vincennes.

OBSERVATION XL (personnelle).

*Abcès sous-cutané ou sous-sphinctérien.*

C... (Lucien), 26 ans, garçon de café, entré le 7 septembre 1887, salle Saint-Jean, n° 24.

Abcès de la marge de l'anus, à droite, gros comme un œuf de

poule, rouge chaud, très douloureux à la pression. Tuméfaction
très prononcée. Incisé, il en sort une certaine quantité de pus,
mêlé d'un peu de sang. Le décollement de la peau ne dépasse
pas les limites de la tuméfaction. Rien du côté de la muqueuse
de l'anus.

Le début date de huit jours. Étiologie inconnue.

OBSERVATION XLI (personnelle).

*Abcès sous-cutané à répétition.*

D... (Edgard), 11 ans 1/2, se présente le 26 septembre 1887, à
la consultation externe de l'Hôtel-Dieu.

A 2 centimètres à gauche de l'anus se trouve une sorte de petite ampoule, à peau flétrie et ridée par suite de la distension
qu'a éprouvée la peau sous l'influence d'abcès répétés à ce niveau.
Il a eu, à l'âge d'un an, un abcès gros comme un œuf de pigeon ;
incisé, il en sortit du pus et du sang. La plaie s'est cicatrisée,
quelques temps après il en est sorti encore un peu de pus. Depuis cette époque, il en a toujours été ainsi. Tous les quinze
jours, il sort quelques gouttes de pus, puis le pertuis se bouche
et se recouvre d'une petite croûte. Cet orifice conduit à un décollement périphérique de la peau de 2 centimètres en tous sens.
Pas d'induration à ce niveau.

L'enfant se porte bien ; aucune lésion osseuse. Père et mère
bien portants.

OBSERVATION XLII (personnelle).

*Abcès sous-cutané ou sous-sphinctérien.*

H... (Paul), 23 ans, maroquinier, entré salle Michon, lit n° 45,
le 29 septembre 1887.

Jeune homme de très bonne santé, n'a jamais été malade ; a
eu il y a dix jours, en avant du périnée, sur le bord gauche
du raphé médian, derrière les bourses, un petit furoncle qu'il

ouvre avec un couteau; il fait sortir le pus et met un mor-
ceau de toile par dessus. Au bout de [quelques jours, il se
forme un abcès angioleucitique au périnée, sur le bord gauche
et tout le long du raphé médian, abcès qui va jusqu'à 2 centimètres en avant de la marge de l'anus : le malade ne peut faire un
seul pas sans une douleur très vive. Station, debout et assise,
très pénible; selles non douloureuses. Le malade est obligé
d'écarter les jambes, le moindre frôlement d'une cuisse sur l'autre étant très douloureux.

A son arrivée à l'hôpital, on constate un vaste abcès en forme
de bissac ; la saillie antérieure grosse comme une noix, la postérieure est en forme de poire à grosse extrémité en arrière. La
peau est distendue, rouge, chaude ; la rougeur est disséminée
sur toute l'étendue du périnée et relie les deux saillies.

Le 1er octobre, on passe un stylet dans l'orifice antérieur ; il
s'enfonce jusqu'en arrière et s'arrête à 2 centimètres de l'anus.
La fluctuation qui est évidente se transmet d'une cavité à l'autre.
On incise sur la sonde cannelée d'avant en arrière avec le bistouri ; il en sort une grande quantité de pus bien lié. Lavage
antiseptique ; pansement à la gaze iodoformée. Le malade sort
le 14 ; la plaie est en bonne voie de cicatrisation.

### OBSERVATION XLIII (personnelle).

*Abcès sous-cutané ou sous-sphinctérien.*

B... (Camille), 31 ans, employé, entré le 24 octobre 1887, salle
Saint-Landry, n° 25.

Pas d'antécédents, bonne santé habituelle.

Le 11 octobre, le malade sent des démangeaisons à l'anus ; il
s'aperçoit qu'il a sur la fesse droite une petite grosseur. Celle-ci
prend de l'extension, devient rouge, chaude, douloureuse à la
pression. La toux et les efforts de la défécation sont très pénibles,
mais le passage des matières n'est pas douloureux. Le malade
met des cataplasmes et garde le lit dès le 17.

Le 23, l'abcès s'ouvre et il sort du pus en grande quantité. Il rentre le lendemain à l'Hôtel-Dieu.

On aperçoit sur la fesse droite une vaste saillie de 10 centimètres de long sur 8 centimètres de large; la peau est rouge, chaude ; au centre de cette saillie, un orifice qui, au bout de quelques jours, présente un diamètre de 1 cent. 1/2; les bords sont minces et décollés. Le stylet introduit dans cet orifice soulève la peau dans une étendue de 4 centimètres en avant et en arrière et de 3 centimètres environ en travers. En dedans, il s'arrête au niveau de l'orifice anal. Nous avons donc un vaste abcès sous-cutané qui a distendu fortement la peau.

Pansement et lavages au sublimé, puis à la gaze iodoformée. Sorti le 19 novembre en voie de cicatrisation.

### OBSERVATION XLIV (personnelle).

*Abcès sous-cutané ou sous-sphinctérien.*

L... (Jean), 49 ans, forgeron, entré le 5 novembre, salle Michon, n° 31.

A senti, il y a quelques jours, une petite saillie à l'anus, qui le gêne pour la marche. Entré à l'hôpital, on constate à 2 centimètres en arrière de l'anus, à gauche de la rainure interfessière, un petit abcès saillant, fluctuant, douloureux à la pression. Incisé, il en sort une certaine quantité de pus. On trouve avec le stylet un décollement de 1 centimètre en tous sens.

Il a eu, il y a quelques mois, à gauche et en face de l'anus un petit abcès qui s'est depuis parfaitement cicatrisé.

### OBSERVATION XLV (personnelle).

*Fistule sous-cutanée ou sous-sphinctérienne.*

K... (Ephraïm), 25 ans, peintre, entré le 21 novembre 1887, à l'Hôtel-Dieu, salle Saint-Landry, n° 13 *bis*.

Bonne santé habituelle, pas d'antécédents.

A eu, il y a deux mois et demi, un petit abcès en avant de l'anus, qui s'est ouvert spontanément ; il en est sorti un peu de pus ; puis il s'est refermé. Quelque temps après, il s'est formé une petite saillie au même endroit, puis l'abcès s'est rouvert au niveau de l'orifice antérieur, et depuis il a toujours coulé un peu de pus. Cet homme se plaint de démangeaisons très vives de la marge de l'anus.

On voit, à 2 centimètres en avant de l'anus, et tout près, mais à droite du raphé médian du périnée, un petit orifice arrondi de 2 millimètres de diamètre ; le stylet se dirige directement en arrière et sous la peau dans une longueur de 2 centimètres et s'arrête au niveau et en dehors du sphincter. Le trajet présente des parois organisées, dures, et on sent sous la peau une certaine induration le long du trajet.

# CONCLUSIONS

1º Les abcès de la région ano-rectale peuvent se diviser en abcès sous-sphinctériens ou sous-cutanés, extra-sphinctériens ou de la fosse ischio-rectale et intra-sphinctériens ou sous-cutanéo muqueux.

2º Les abcès sous-sphinctériens sont assez fréquents ; nous sommes arrivés à 25 0/0. Ils ne réclament pour tout traitement que l'incision simple.

3º Les abcès extra-sphinctériens ou de la fosse ischio-rectale sont rares : 9.09 0/0. Que ces abcès soient inflammatoires, ou qu'ils soient tuberculeux, la méthode de Faget seule évitera l'apparition d'une fistule.

4º Les abcès intra-sphinctériens de la marge de l'anus sont de beaucoup les plus fréquents des abcès péri-anaux : nous sommes arrivés pour notre compte à une moyenne de 65,9 0/0.

5º Les abcès intra-sphinctériens se reconnaîtront : à la superficialité de la tumeur, aux modifications précoces de la peau, à la fluctuation hâtive, fluctuation qui se transmet de la muqueuse à la peau, enfin à ce que la collection purulente est en dedans du sphincter.

6º Les abcès intra-sphinctériens de nature inflammatoire sont passibles de la méthode de Foubert ; toutefois nous croyons plus sûr, même dans ces cas, d'inciser la collection et de fendre le décollement.

7o Les abcès intra-sphinctériens tuberculeux ne peuvent être guéris que par la méthode de Faget. On évitera ainsi, et seulement ainsi, l'apparition d'une fistule.

En un mot, et comme résumé de nos conclusions, la méthode de Faget demeure pour nous la méthode de choix.

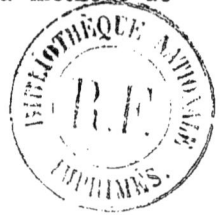

Paris. — Typ. R. PARENT, A. DAVY, succ., imp. de la Faculté de médecine, 52, rue Madame et rue Corneille, 3

www.ingramcontent.com/pod-product-compliance
Lightning Source LLC
Chambersburg PA
CBHW060624200326
41521CB00007B/881